RÖNTGENTHERAPEUTISCHES HILFSBUCH

FÜR DIE SPEZIALISTEN DER ÜBRIGEN FÄCHER
UND DIE PRAKTISCHEN ÄRZTE

VON

DR. ROBERT LENK

DOZENT FÜR MEDIZINISCHE RÖNTGENOLOGIE
AN DER UNIVERSITÄT WIEN

MIT EINEM VORWORT VON
WEILAND PROFESSOR DR. GUIDO HOLZKNECHT

FÜNFTE VOLLKOMMEN UMGEARBEITETE
AUFLAGE

WIEN
VERLAG VON JULIUS SPRINGER
1937

ISBN-13: 978-3-7091-5201-0 e-ISBN-13: 978-3-7091-5349-9
DOI: 10.1007/978-3-7091-5349-9

Vorwort.

Alles Spezialistentum bringt durch tiefes Eindringen in die Einzelheiten unzweifelhaften Nutzen für die Kranken und dieser ist nur durch die Arbeitsteilung zu erreichen. Daher muß seine Ausbreitung ständig zunehmen. Natürlich sind mit ihm auch Nachteile verbunden: Ganz abgesehen von den Pseudospezialisten ohne gründliche Fachkenntnisse kann der Kranke auch schlecht fahren, wenn seine Behandlung ausschließlich in Händen von Spezialisten liegt. Während der gut ausgebildete praktische Arzt im engen Kontakt mit der Familie wichtige, dem Kranken selbst unbekannte Einzelheiten und Untersuchungsergebnisse weiß, während er in diagnostisch zweifelhaften Fällen unvoreingenommen das eigene und die spezialistischen Urteile abwägt, während der Hausarzt in therapeutischer Hinsicht die Konstitution, den Allgemeinzustand, die Lebensgewohnheiten, die psychische Einstellung des Kranken, Dinge, die in vielen Fällen wichtiger sind als das lokale Leiden, berücksichtigen kann, arbeitet der direkt vom Kranken aufgesuchte Spezialist ohne verifizierte Vorgeschichte, neigt in zweifelhaften Fällen zur Annahme einer Affektion aus seinem Bereiche, will und kann der Allgemeinbehandlung nicht Nachdruck verschaffen und muß die Behandlung beenden lassen, wenn der Patient aus irgendeinem Grunde fernbleibt, oft in bedenklichem Zustand, bloß weil er gerade keine Beschwerden hat, oder weil sie langsamer weichen, als er erwartet.

Es ist neben den Spezialisten der anderen Fächer also vor allem der Hausarzt berufen, vermöge seines Wissens aus der gesamten Medizin, das sich vom Können der Spezialisten sinnreich unterscheidet und sich so selbst zu einer Art von neuem Spezialistentum entwickeln wird (wie dies Fritz Pordes[1] in einem bemerkenswerten Aufsatz aus dem Gebiete der medizinischen Logik ausgeführt hat), den Kranken durch die oben geschilderten Fährnisse des Spezialistentums zu führen und ihm den Segen desselben, befreit von seinen Nachteilen, angedeihen zu lassen.

Wenn nun die Kranken der Spezialbehandlung nicht entraten können, so kann nicht die Eindämmung des Spezialisten-

[1] Wiener med. Wochenschr. 1919, Nr. 20, 21.

tums, sondern nur die Regulierung desselben und die Paralysierung seiner Nachteile ins Auge gefaßt werden. Die erstere wird überall erwogen und ist in einigen neuen Staaten, z. B. in der Tschechoslowakei in einer recht sinnreichen und einfachen Weise angebahnt worden.

Die letztere kann nur durch zwei Dinge erzielt werden: durch das fallweise Einvernehmen mit allen Beteiligten, ein umständliches Konsilienwesen, und durch die allgemeine Erweiterung der Kenntnisse aller Beteiligten aus den betreffenden Grenzgebieten.

Wer sind nun die Beteiligten? Erstens alle Praktiker. Ihre Kranken bedürfen gelegentlich der Hilfe sämtlicher Spezialisten. Zweitens: alle Vertreter der großen und kleinen Spezialfächer, und zwar jeweils mit Bezug auf diejenigen anderen Spezialisten, welche bei ihren Kranken in Betracht kommen.

Der Umfang der in Betracht kommenden Grenzgebietkenntnis ist bei näherem Zusehen viel kleiner, als man von vornherein annehmen möchte. Mit der Technik des betreffenden Gebietes, die ja die Hauptursache der notwendigen Arbeitsteilung ist, fallen über drei Vierteile desselben weg.

Vom Wissen desselben alles, was zum Können nötig ist. Es bleibt jeweils ein kleiner Kreis, welcher die Indikationen, die Aussichten, die äußerlichen, zeitlichen und örtlichen Umstände der spezialistischen Prozeduren und ihre Nebeneffekte umschließt.

Der medizinische Studentenunterricht ist, bewußt und unbewußt, stets darauf ausgegangen, gerade diese Kenntnisse auf der Basis eines allgemeinen Einblickes in die Einzelfächer zu vermitteln.

Die Entwicklung und die Wandlungen der Spezialfächer machen aber eine Ergänzung des Studiums im Laufe der Jahre für jeden notwendig. Sie wird in Fortbildungskursen und in der Literatur vermittelt. In dieser Form von Sammelreferaten und neuerdings vielfach in zielbewußteren Aufsatzfolgen, etwa unter dem Titel: „Was muß der Praktiker aus der ......logie wissen?" Diese Literatur muß ausgebaut werden. Je mehr großen und kleinen Fächern ein Spezialfach Nützliches zu bieten hat, einem desto größeren Bedürfnis werden Werke dieser speziellen Art von Fortbildungs-Literatur entgegenkommen.

Sehr wichtig ist ihre Form. Eine kurze allgemeine Einleitung, die im Zusammenhang gelesen werden muß, dient der Einführung. Das übrige kann von Fall zu Fall aufgeschlagen werden. Die Affektionen sind daher am besten enzyklopädisch zu ordnen. Sie werden, wenn möglich, ohne zusammenhängende Diktion nach Dispositionspunkten in elliptischen Angaben erledigt. Das hat drei Vorteile: Zwang zur Exaktheit und Vollständigkeit, Übersicht bei der Lektüre und leichte, vom persönlichen Stil unabhängige Ergänzbarkeit bei Neuauflagen. Der Mangel der letzteren war oft die Ursache, daß gute Bücher veraltet sind und lange nicht ersetzt wurden.

Die Röntgenologie, welche, sei es als diagnostische, sei es als therapeutische Methode im Laufe der Entwicklung allen Gebieten der Medizin Nutzen zu bringen vermochte und so unbeschadet ihrer notwendigen selbständigen Pflege den Typus des klinischen Hilfsfaches am reinsten herausgearbeitet hat, unternimmt es, mit dem folgenden Büchlein auf ihrer therapeutischen Seite alles dasjenige und nur dasjenige zusammenzustellen, was ihre Zuweisenden zu wissen wünschen und nötig haben. Die Fragen der Ärzte gelegentlich der häufigen fallweisen Konsilien haben uns bei der Auswahl geleitet. Ohne daß wir glauben, volle Vollständigkeit in ihrer Beantwortung erreicht zu haben, hoffen wir doch, schon mit dieser ersten Darstellung dem dringendsten Bedürfnis einigermaßen zu dienen.

Wien, im August 1920.

G. Holzknecht.

Vorwort zur fünften Auflage.

Aus dem Ausmaße der Änderungen, die sich bei der Neuauflage eines Übersichtswerkes als notwendig erweisen, kann man das Entwicklungstempo des betreffenden Faches abschätzen. An den Änderungen gemessen, die in der vorliegenden 5. Auflage nach etwas mehr als sechs Jahren vorgenommen werden mußten, kann man das Entwicklungstempo der Röntgentherapie als geradezu stürmisch bezeichnen. Die zum Teil auf dem Experiment fußenden, zum Teil in neuen Anschauungen über die Strahlenbiologie begründeten Wandlungen der Bestrahlungstechnik, die weitere Erprobung älterer und die Neuauffindung neuer Indikationen hat eine fast völlige Umarbeitung dieses Büchleins notwendig gemacht, so daß von der alten Auflage nicht viel mehr als die Disposition stehen geblieben ist. Diese Bearbeitung stützt sich fast ausschließlich auf die eigene nunmehr 25jährige Erfahrung an ungefähr 20.000 bis 25.000 selbstbeobachteten Fällen aller Art.

Wenn dieses Werkchen ursprünglich nur für die die Röntgentherapie nicht selbst ausübenden zuweisenden Ärzte bestimmt war, so wird es doch auch sehr viel von Röntgentherapeuten zu Rate gezogen. Dieser Umstand hat mich veranlaßt, bei jeder einzelnen Affektion über das in der „Behandlungsformel" Enthaltene hinaus wichtige bestrahlungstechnische Details in kurzen Anmerkungen anzuführen.

Wien, im März 1937.

R. Lenk.

Inhaltsverzeichnis.

Einleitung.

Die Zahl der Krankheitsbilder, die einer erfolgreichen Röntgenbehandlung zugänglich sind, ist noch immer in Zunahme begriffen. Die fortschreitende Verbesserung der Bestrahlungstechnik auf der einen Seite, die gelungene Einsicht in das Wesen mancher Krankheitsbilder und die dadurch bedingte Möglichkeit, das Übel an der Wurzel zu fassen, in geringem Grade auch aufs Geratewohl unternommene und gelungene Versuche auf der anderen Seite haben es mit sich gebracht, daß sich das Betätigungsfeld des Röntgentherapeuten ständig erweitert. Im Gegensatz zu der großen Anzahl der wissenschaftlich festgestellten und durch die Laboratoriumspraxis verifizierten Indikationen steht die Tatsache, daß die Röntgentherapie nur für eine sehr kleine Zahl von Erkrankungsarten Allgemeingut der praktischen Ärzte geworden ist.

Eine große Rolle spielen dabei immer noch Bedenken wegen der „Gefährlichkeit der Röntgenstrahlen". Das Gespenst der „Röntgenverbrennung", gerufen durch die Erinnerung an manche, besonders in den Kinderjahren der Röntgenologie vorgekommene schwere Hautschädigung ist immer noch nicht gebannt. Und doch ist bei richtiger Technik (sogenannte „harte", gefilterte Strahlen, exakte Dosierung, genügend lange Pausen) eine solche fast mit voller Sicherheit vermeidbar.

Die wichtigste Ursache jedoch für die Vernachlässigung der Röntgentherapie durch den praktischen Arzt, in dessen Händen ja zunächst die Indikationsstellung zu jeder therapeutischen Maßnahme gelegen ist, liegt darin, daß ihm die meisten röntgentherapeutischen Indikationen nicht geläufig sind. Daran ist zum großen Teile die Fachpublizistik selbst schuld. An den der Allgemeinmedizin gewidmeten Stellen, aber auch in den Fachzeitschriften liest man in radiotherapeutischen Arbeiten fast nur von der Behandlung des Carcinoms, von ihren Erfolgen und Aussichten, von Verbesserungen der Apparatur und der Bestrahlungstechnik, die immer wieder nur den einen Zweck, die Carcinomtherapie, im Auge haben. Und so muß der außerhalb des Faches Stehende den Eindruck gewinnen, daß die Röntgentherapie in erster Linie Carcinombehandlung bedeutet, und daß es nebenbei auch noch einige andere Erkrankungen gibt, die man auch mitunter mit Röntgenstrahlen behandelt. Und doch ist es gerade umgekehrt: Das Carcinom ist nur eine, dabei bei weitem nicht die günstigste unter mehr als 60 gesicherten Indikationen zur Röntgentherapie.

Die Einzelpublikationen über andere röntgentherapeutische Themen finden sich gewöhnlich in vom praktischen Arzte nicht gelesenen Fachzeitschriften. Ihre lehrbuchmäßige Darstellung kommt für den Praktiker zum Studium nicht in Betracht, da ihn die an dieser Stelle notwendigerweise in den Vordergrund geschobenen technischen Details nur unnütz belasten würden, während ihn besonders interessierende Fragen, wie Auswahl der Fälle, Kontraindikationen, Begleit- und Folgeerscheinungen der Behandlung, adjuvierende Behandlung, im Speziallehrbuch oft nur gestreift werden.

So kommt es, daß zahlreiche Kranke bloß palliativ behandelt oder ohne Not der nichtkonservativen Therapie zugeführt werden, obwohl sie ein gutes Recht auf alle nützlichen Heilungswege haben. So entstehen die berechtigten nachträglichen Klagen der Kranken, daß sie nie oder sehr spät durch Laien oder andere Ärzte auf die Existenz eines Weges aufmerksam gemacht wurden, der zu ihrer Heilung geeignet war.

Diesem Übelstande abzuhelfen, den praktischen Arzt in die Lage zu versetzen, ohne Spezialkenntnisse die richtigen Indikationen zu stellen und außerdem den Patienten über alle für ihn wichtigen Fragen aufzuklären, es ihm endlich zu ermöglichen, den Fall auch während der spezialistischen Behandlung in der Hand zu behalten, soll die folgende Darstellung der Indikationen zur Röntgentherapie dienen. Zur Unterstützung dieser Absicht wurde die lexikalisch-enzyklopädische Form für dieses Buch gewählt. Sie ermöglicht es dem Arzte, ohne ihn in die Notwendigkeit zu versetzen, das Buch im Zusammenhange zu studieren, jederzeit die Erkrankung des ihm gerade vorliegenden Falles aufzuschlagen und ihm alle ihn und den Patienten interessierende Details zu entnehmen, was bei einer systematischen Darstellung nicht in dieser Übersichtlichkeit möglich wäre. Zum besseren Verständnis mancher im speziellen Teil gebrauchter Fachausdrücke möge der allgemeine Teil durchgelesen und gegebenenfalls das betreffende Kapitel aufgeschlagen werden. Hier findet der Praktiker auch die allgemein gültigen Gesichtspunkte besprochen, die für die Auswahl der geeigneten Fälle, für die Führung des Krankheitsfalles während der Dauer der Röntgenbehandlung, für die Behandlung aller Zwischenfälle maßgebend sind.

Aus der beigefügten „Behandlungsformel“ endlich kann er in übersichtlicher Weise den Durchschnitt der notwendigen Bestrahlungen, der Pausen zwischen ihnen, ja auch des aus Dosis, Filtration, Zahl der nötigen Applikationen sich ergebenden Zeitaufwandes der Behandlung entnehmen.

Natürlich verfolgen die folgenden Ausführungen nicht die Absicht, den Nichtfachmann oder gar den Fachmann in röntgenologischer Behandlungstechnik zu unterweisen. Dem röntgenologisch Vorgebildeten vermittelt diese Darstellung die wichtigsten Details der speziellen, bei uns erprobten Bestrahlungstechnik in Form der „Behandlungsformel“ und einiger angeschlossener Bemerkungen.

Um Mißdeutungen zu vermeiden, sei hier nachdrücklichst betont, daß bei der Zusammenstellung der Indikationen für die Röntgentherapie keineswegs daran gedacht wird, diese sei bei den besprochenen Erkrankungen immer die beste oder gar die einzige in Betracht kommende Behandlungsmethode. Es soll hier nur dem praktischen Arzte gezeigt werden, was die Röntgenstrahlen therapeutisch leisten können; die Chancen gegenüber allen anderen möglichen Behandlungsarten, die ihm natürlich bekannt sein müssen, abzuwägen, die Entscheidung zu treffen, ob in dem speziellen Falle die röntgenologische oder eine andere Behandlung in Frage kommt, bzw. welche von ihnen zuerst, ist Sache des Praktikers. Dieses Büchlein hilft ihm bei der Entscheidung nur insofern, als es ihm zeigt, was mit der Röntgentherapie erreichbar ist, setzt aber voraus, daß er weiß, was für andere therapeutische Maßnahmen bei den betreffenden Krankheiten noch in Frage kommen und was man mit ihnen erzielen kann. Es wäre natürlich sehr verlockend, bei jeder Indikation alle möglichen Behandlungsarten zu besprechen, ihre Erfolgsmöglichkeiten miteinander zu vergleichen, auf Grund derselben zu erwägen, in welchen Fällen bzw. Stadien die eine oder die andere Platz zu greifen hat, wann die eine als aussichtslos abzubrechen, die andere zu versuchen ist, usw. Eine derartige „vergleichende Therapie“ zu schreiben, wäre eine lohnende Arbeit, sie würde aber Bände füllen und weit über die Absichten dieses Büchleins hinausgehn. Nur dort, wo sehr dringliche Entscheidungen zu treffen sind, namentlich dort, wo die Frage auftaucht, ob zu operieren oder zu bestrahlen ist, wird diese in den kurzen Einleitungen zu den Besprechungen der einzelnen Affektionen in Schlagworten erörtert.

Allgemeiner Teil.

Wiewohl dieses Buch nur praktischen Zwecken dienen soll und weit davon entfernt sein will, ein Lehrbuch zu sein, bringen wir bei jedem Krankheitsbild an erster Stelle mit wenigen Worten die Beantwortung einer hauptsächlich vom theoretischen Standpunkt interessanten Frage, die aber auch eine gewisse praktische Bedeutung besitzt:

1. Der Wirkungsmechanismus der Röntgenstrahlen.

Der Arzt, der ein Medikament verordnet, soll mit seiner Wirkungsart vertraut sein, er will auch den Patienten, der häufig nach ihr fragt, nicht ganz im unklaren über sie lassen.

Allgemein sei über die Wirkungsweise der Röntgenstrahlen im lebenden Gewebe, den biologischen Strahleneffekt, kurz hier folgendes bemerkt:

Die Grundlage der biologischen Veränderung in einem bestrahlten Organ bzw. Zellkomplex besteht in der direkten Beeinflussung der Körperzellen durch die Strahlen. Jede lebende Zelle, die Röntgenstrahlen absorbiert hat, erleidet eine Veränderung. Über die Art dieser Veränderung soll hier nur weniges gesagt werden, weil vieles noch strittig ist. Mit Sicherheit erwiesen und für den therapeutischen Effekt gewiß von weitaus größter Bedeutung ist die depressorische Wirkung der Strahlen, die verschiedene Grade haben kann, je nach Menge der applizierten Strahlen und Röntgenempfindlichkeit („Radiosensibilität") der betreffenden Zellart: Funktions-, Wachstumshemmung, Degeneration, Vernichtung. Sehr viel wurde aber auch über eine Reizwirkung der Strahlen und ihre Ausnützung für therapeutische Zwecke diskutiert, und zwar sprach man von Funktions- und Wachstumsreiz, einem Reiz, den man nicht nur auf krankes, mangelhaft funktionierendes oder atrophisches Gewebe ausüben könne, sondern auch auf die spontanen Reparationsvorgänge, das Granulations- bzw. Bindegewebe, ja auch auf vom Krankheitsherd entfernte, den Heilungsprozeß durch Antikörperbildung unterhaltende Organe (hämatopoetisches System, Drüsen mit innerer Sekretion). Die Theorie von der Reizwirkung der Röntgenstrahlen darf heute als widerlegt bezeichnet werden, doch muß man an die Möglichkeit, ja Wahrscheinlichkeit denken, daß man, ohne einen direkten Reiz auszuüben, wie durch andere Mittel, so auch durch Röntgenstrahlen Reparations- bzw. Regenerationsvorgänge nach primärer Schädigung des Krankhaften anregen bzw. auslösen kann. Auf dem Umwege über die beschriebene direkte Zellschädigung können die Röntgenstrahlen auch Fern- und Allgemeinwirkungen hervorrufen, und zwar 1. dadurch, daß freiwerdende Zellabbauprodukte unspezifischer (z. B. Proteinkörper) oder auch spezifischer Natur (z. B. Toxine) ihre Wirkung entfalten, 2. dadurch, daß von den Röntgenstrahlen getroffene Zentralorgane (Nervensystem, Drüsen mit innerer Sekretion) Veränderungen in ihren Erfolgsorganen hervorrufen.

Von größtem Interesse ist es für den Praktiker, der einen Fall der Röntgenbestrahlung zuführen soll, vor allem, wie es mit der Aussicht auf Erfolg bestellt ist, ob alle Fälle dieser Art oder welche speziellen davon Nutzen haben, ob Heilung oder Besserung zu erwarten ist, wie weit dieselbe gewöhnlich, besten oder schlechtesten Falles geht, Dinge, die der Kranke von ihm hören will, bevor er den Facharzt konsultiert, die er begreiflicherweise von beiden gerne in übereinstimmender Weise hört, um im Falle der Inangriffnahme der Behandlung darüber beruhigt zu sein, daß das Beste, das Richtige geschieht. Von der mehr oder minder guten Orientiertheit des Arztes über den Verlauf der Erkrankung während der Behandlung hängt oft die glatte Durchführung der Behandlung, die andernfalls angesichts vorübergehender Bedenken und Beschwerden zum Schaden des Kranken häufig unterbrochen wird, ab. Die Antworten auf alle diese Fragen fassen wir bei jedem Krankheitsbild unter

2. die Prognose (der Behandlung)

zusammen und gliedern diesen Abschnitt in

a) Resultat der Behandlung,
b) Dauer der Behandlung,
c) Verlauf der Krankheit unter dem Einfluß der Bestrahlung.

Das Resultat der Behandlung ist natürlich in erster Linie von der Natur des Leidens abhängig. Es wird von zahlreichen Faktoren beeinflußt, von denen nur die Strahlenempfindlichkeit des pathologischen Gewebes sowie die technische Möglichkeit, die für die Zerstörung bzw. Umstimmung desselben notwendige Strahlenmenge in dem betreffenden Krankheitsherd zu konzentrieren, ohne dabei das gesunde Nachbargewebe bzw. die sogenannte Deckschicht, d. h. die oberhalb des Krankhaften gelegene Gewebsschicht zu schädigen, genannt seien. Außer diesen lokalen Bedingungen spielt bei allen Krankheitsbildern auch der Allgemeinzustand eine gewisse Rolle. Je debiler das Individuum ist, desto schlechter reagiert es im allgemeinen auf die Behandlung. Kachektische sind sehr häufig ein undankbares Objekt für die Strahlentherapie. Ebenso beeinflussen die verlangsamten Stoffwechselvorgänge beim senilen Kranken die Prognose in ungünstigem Sinne.

Das Stadium bzw. das Alter der Krankheit spielt mitunter eine Rolle in der Frage der Behandlungsaussichten. So bieten weit vorgeschrittene Tuberkulosen keine Chancen, sehr alte Keloide sind zuweilen durch die Strahlen unbeeinflußbar, die Psoriasis reagiert, abgesehen vom akuten Stadium, um so schneller, je frischer sie ist, auch bei den meisten Entzündungen ist ein Erfolg um so sicherer und um so rascher zu erwarten, je früher sie zur Behandlung kommen. Hingegen ergibt sich für viele Krankheiten die interessante Tatsache, daß der Grad der Erkrankung für die Prognose vollkommen belanglos ist. Bei der Akne, Mykosis fungoides, dem Lymphosarkom, dem nicht vorbehandelten Mediastinaltumor reagieren die vorgeschrittensten Fälle ebensogut wie frische. Lymphome können eine Größe erreicht haben, die eine Operation sehr schwierig gestaltet, und ebenso prompt auf die Bestrahlung zurückgehen wie kleine, eben noch palpable Drüsen. Es gibt aber auch Krankheiten, bei denen die von Haus aus bösartigeren Fälle eine günstigere Prognose für den Bestrahlungseffekt geben als die gutartigeren. So lassen sich die rasch wachsenden, zellreichen Sarkome im allgemeinen leichter beeinflussen als die langsam wachsenden, bindegewebsreichen. Das hängt mit der Tatsache zusammen, daß die Empfindlichkeit eines Gewebes im allgemeinen um so größer ist, je rascher sein Wachstum vor sich geht. Von dieser Regel gibt es allerdings zahlreiche Ausnahmen.

Für die Dauer der Behandlung sind im wesentlichen dieselben Momente maßgebend. Die unter diesem Punkte angeführten Zahlen bedeuten natürlich nicht, daß der Patient während der ganzen dort genannten Zeit täglich zur Bestrahlung kommt. Es gibt in der Behandlung sehr viele kurze und längere, meist mehrwöchige Pausen. Die Anordnung der einzelnen Sitzungen, die sich durch diese notwendigen Pausen ergibt, ist stets aus der „Behandlungsformel" zu ersehen (siehe dort). Erwähnt sei hier noch, daß der endgültige Effekt einer Behandlung mitunter Stunden oder Tage, gewöhnlich einige Wochen, selten mehrere Monate nach Abschluß derselben eintritt.

Hier sei noch eine kurze Erklärung für einige, im speziellen Teile an dieser Stelle öfters gebrauchte Fachausdrücke gegeben.

Eine Bestrahlung nennen wir hier die einmalige Applikation der für den Fall geeigneten und ohne Schädigung der Haut möglichen Strahlenmenge auf eine Hautstelle. Ihre Dauer schwankt etwa zwischen 5 und 30 Minuten, in seltenen Fällen (bei manchen Carcinomen) kann sie mehrere Stunden betragen.

Eine Sitzung ist die Gesamtheit der unmittelbar nach einander an einem Tage verabreichten Bestrahlungen; sie kann eine, zwei oder mehrere Hautpartien betreffen. Die Zahl derselben wird natürlich in sehr beschäftigten Instituten durch die Ökonomie des Betriebes beeinflußt, ist aber in erster Linie von dem speziellen Falle abhängig. Es gibt Fälle, bei denen eine Konzentration von möglichst viel Bestrahlungen auf eine Sitzung von Vorteil ist, andere, bei denen sie unbedingt vermieden werden muß, wenn man die Patienten nicht schädigen will, schließlich solche, bei denen sie wohl keine unangenehmen oder gefährlichen Folgeerscheinungen hat (siehe später), aber schlechtere Heilerfolge zeitigt als die auf mehrere Sitzungen aufgeteilte Applikation.

Als Serie bezeichnet man die Summe der einmaligen Bestrahlungen aller für den betreffenden Fall überhaupt in Betracht kommenden Hautstellen. Die Zahl der letzteren ist nur von dem speziellen Fall abhängig. Je ausgedehnter eine Erkrankung ist, eine desto größere Anzahl von Einzelbestrahlungen erfordert sie natürlich meistens. Bei manchen tief gelegenen Krankheitsherden trachtet man die für die gewollte Beeinflussung derselben notwendige Strahlenmenge auf die Weise in sie zu bringen, daß man sie von mehreren Eintrittspforten (Hautstellen) aus zu treffen sucht.

Eine Serie kann aus einer oder mehreren Sitzungen bestehen, die meist einige Tage hintereinander, mitunter in Zwischenräumen von mehreren Tagen abgehalten werden. Nach Abschluß einer Serie folgt immer eine größere Pause (gewöhnlich einige Wochen).

Die für den Einzelfall gültigen Daten können stets aus der „Behandlungsformel" ersehen werden (siehe unten).

Gewöhnlich erkundigt sich der Patient bei seinem Arzt, ob die Röntgenbehandlung von irgendwelchen unangenehmen Erscheinungen begleitet, bzw. Schädigungen gefolgt sein kann. Diese sind bei jeder Krankheitsform an nächster Stelle besprochen.

3. Begleit- und Folgeerscheinungen der Behandlung.

Darunter sind natürlich nicht die durch den normalen Ablauf der betreffenden Erkrankung bedingten Erscheinungen verstanden, sondern im Behandlungsplane nicht gelegene, durch die Strahlen verursachte, häufig unvermeidliche, vorübergehende oder bleibende lokale oder allgemeine Veränderungen, mit anderen Worten zeitlich begrenzte oder dauernde Schädigungen durch die Röntgenstrahlen. Es sei gleich hier betont, daß sie alle, richtige Behandlungstechnik vorausgesetzt, ungefährliche Erscheinungen sind, die sich meist leicht beherrschen lassen. Da aber in der Regel bei derartigen Zwischenfällen besonders von ängstlichen Patienten der Hausarzt zu Rate gezogen wird, seien sie an dieser Stelle etwas ausführlicher besprochen. Man teilt sie, weniger aus wissenschaftlichen, durch die Patnologie der Erscheinungen gegebenen Gründen als vom praktischen Gesichtspunkt je nach dem Zeitpunkt ihres Auftretens („Latenzzeit") in folgende 3 Gruppen ein: a) Früh- oder Vorreaktionen, b) Hauptreaktionen, c) Spätschädigungen. Sie beruhen auf den gleichen biologischen Veränderungen, die auch den in einem früheren Kapitel beschriebenen therapeutischen Wirkungen zugrunde liegen, nur handelt es sich bei diesen „Schädigungen" meist nicht um Veränderungen am Zielobjekt der Bestrahlung, dem Krankheitsherd selbst, sondern in der notwendigerweise mitbestrahlten gesunden Umgebung desselben, oder auch um unerwünschte, d. h. zum therapeutischen Effekt nichts beitragende Fern- bzw. Allgemeinwirkungen.

a) Früh- oder Vorreaktionen.

Sie treten gewöhnlich $^1/_2$—24 Stunden nach der Bestrahlung auf, sind von verschiedener Dauer, jedoch immer vorübergehend; gewöhnlich sind sie in 1—2 Tagen abgelaufen; sie sind im wesentlichen durch eine Hyperämie, mitunter mit nachfolgendem Ödem im bestrahlten Gebiete bedingt. Sie wirken auf den Patienten mitunter schreckhaft, sind jedoch stets bedeutungslos. Vertrautheit des Arztes mit der Erscheinung ist die Vorbedingung, Aufklärung und Beruhigung des Kranken das wichtigste Mittel für ihre Behandlung. Man unterscheidet

α) **die lokalen Erscheinungen.** Hierher gehören:

Das Früherythem, eine Rötung der bestrahlten Haut, die mit einer Verbrennung nichts zu tun hat und besonders leicht bei Patienten mit labilem Gefäßsystem (z. B. Basedowikern) auftritt. Mitunter leichter Juckreiz. Behandlung: Puder bei Juckreiz, sonst nichts. Selten ist eine Schwellung der Haut ohne Rötung; sie erfordert keinerlei Behandlung.

Anschwellung von erkrankten Drüsen und Tumoren. Sie wird ziemlich häufig wenige Stunden nach der Bestrahlung beobachtet, natürlich nur in dem von Strahlen getroffenen Bereich und geht immer in einigen Tagen zurück. Sie ist eine vollkommen gleichgültige Erscheinung. Dort, wo sie durch Kompression lebenswichtiger Organe schädlich wirken könnte (z. B. Thymushyperplasie, Mediastinaltumor durch Druck auf die Trachea, Hirntumoren durch rasche Hirndrucksteigerung), wird sie durch entsprechende Bestrahlungstechnik (Probebestrahlung, kleine Anfangsdosen, Pausen zwischen den Einzelbestrahlungen) vermieden. Die Patienten, die über derart rasch auftretende Veränderungen häufig erschrecken, können also vollkommen beruhigt und auch dahin aufgeklärt werden, daß jegliche Behandlung und Vorsichtsmaßregel, wie sie von dem Patienten oft spontan gebraucht wird, überflüssig ist. So sieht man häufig solche Kranke aus Scheu vor Luftzug in dicke Tücher eingepackt usw. Die Überflüssigkeit solcher Maßnahmen, die Harmlosigkeit solcher Erscheinungen soll ihnen klargemacht werden: „in ein bis zwei Tagen ist es vorüber“.

Exacerbation akuter und subakuter Entzündungen der Haut, z. B. bei der Akne, beim subakuten Ekzem, bei der tiefen Trichophytie usw. sind eine schnell ablaufende Erscheinung; sie werden, auch von Hautärzten, oft für Röntgenverbrennungen gehalten, haben mit solchen aber nichts zu tun. Behandlung bei stärkeren Beschwerden: Antiphlogistika.

Auch die reaktive Schmerzsteigerung nach der Bestrahlung mancher entzündlicher Erkrankungen, Neuralgien usw. geht rasch vorüber.

Steigerung des Juckreizes bei juckenden Hauterkrankungen, rasch vorübergehend, macht in den auf die Bestrahlung gut ansprechenden Fällen sehr schnell einem vollkommenen Schwinden Platz.

Tenesmen und Brennen beim Urinieren werden mitunter nach Bestrahlung der Blasengegend, besonders bei Erkrankungen der Blase beobachtet; geht schnell vorüber. Behandlung: warme Umschläge, eventuell Folia uvae ursi.

Vermehrter Stuhldrang, selten ausgesprochene katarrhalische Erscheinungen bei Mitbestrahlung des Darms erfordern sehr selten eine eigene Behandlung. Bei reichlichen Diarrhoen oder Schleimabgang am besten Tierkohle.

Reaktion der Speicheldrüsen. Mitunter wenige Stunden nach der Bestrahlung Anschwellung, die etwa 24 Stunden andauert. Die Speicheldrüse stellt oft ihre Funktion für mehrere Tage, bisweilen Wochen, selten Monate ein, und zwar neigt die Submaxillaris mehr zu Anschwellung, die Parotis mehr zu Funktionseinstellung. Bei gleichzeitiger Bestrahlung sämtlicher Speicheldrüsen (Wangen und Submaxillargegend beiderseits) kommt es manchmal zu recht unangenehmen Zuständen. Man vermeidet deshalb ein Zusammendrängen der Bestrahlungen dieser Regionen, wo keine dringliche Indikation zu raschem Vorgehen besteht. Manchmal ist es aber unvermeidlich (maligne Tumoren). Es kann dann zu folgenden Erscheinungen kommen: Trockenheit im Munde, dadurch bedingte Schluckbeschwerden, Rissigwerden der Zunge, Rhagadenbildung an den Mundwinkeln, in schwereren Fällen Stomatitis, eventuell mit Geschwürsbildung an den Druckstellen der Zähne; auch Alveolarpyorrhoe ist beobachtet worden. Behandlung: Spülungen mit verdünnter Wasserstoffsuperoxydlösung, nachher mit Salbeitee lindern besonders die Beschwerden bei Stomatitis mit Geschwürbildung. Ein sehr gutes Mittel gegen die Trockenheit ist das Mucidan (3 bis 4 Tabletten täglich). Für trockene, rissige Lippen Salben (Hydrarg. praec. alb. $5^0/_0$ig).

Veränderungen im Blutbilde nach den Bestrahlungen (meist Leukozytose, dann Leukopenie) machen in der Regel keinerlei klinische Erscheinungen. Doch können nach sehr intensiven Bestrahlungen, besonders bei der sogenannten Coutardschen Behandlungsmethode des Carcinoms und anderen verwandten Bestrahlungsarten schwere zu Kachexie führende Blutschädigungen auftreten; diese Methoden erfordern deshalb häufige Blutkontrolle und Unterbrechung der Bestrahlungen bei stärkerem Rückgang der Leukozytenzahlen.

β) **die Allgemeinerscheinungen.** Fieber, eventuell mit Schüttelfrost kurz (2—4 Stunden) nach der Behandlung kommt nur bei gewissen Erkrankungen (besonders bei der Tuberkulose, dann bei der Leukämie, beim Lymphosarkom usw.) häufiger vor und läuft gewöhnlich binnen 24 Stunden ab (siehe auch im speziellen Teil).

Eine äußerst seltene Allgemeinreaktion ist ein toxisches universelles, also nicht auf die bestrahlte Partie beschränktes, juckendes Exanthem, das mitunter von Temperatursteigerung begleitet ist; rasche restitutio ad integrum. Therapie: Salizylspiritus, Puder.

Wichtig ist es, den sogenannten Röntgenkater (das ist der allgemein gebrauchte Ausdruck für die Allgemeinreaktion im engeren Sinne) zu kennen. Er tritt häufig nach Bestrahlungen des Abdomens (Magencarcinom, Myoma uteri usw.), und zwar meistens erst nach Applikation einer größeren Strahlenmenge (mehrere Bestrahlungen bis eine ganze Serie) auf. Er dauert gewöhnlich 1—2 Tage, selten eine Woche. Viel weniger häufig kommt er nach Bestrahlungen des Thorax und des Schädels vor, sehr selten ist er bei anderer Lokalisation der Erkrankung. Er ist dem Grade nach individuell sehr verschieden. Die Symptome der leichten Form sind Mattigkeit, Abgeschlagenheit, Kopfschmerzen, Schwindelgefühl, Appetitlosigkeit, Übelkeiten, bei stärkerer Reaktion auch noch Brechreiz; doch gibt es auch schwere Fälle mit reichlichem Erbrechen. Charakteristisch ist eine eigenartige Geruchshalluzination: der Patient gibt an, den durch Ozon und nitrose Gase bedingten Geruch des Röntgenzimmers nicht los zu werden, spürt ihn vor allem in seinen Kleidern. Die Ursachen des Röntgenkaters sind noch nicht klar, es dürfte sich um eine Intoxikation durch irgendwelche Zerfallsprodukte handeln; gewiß ist er aber in den allermeisten Fällen eine harmlose Nebenerscheinung. Das weitaus beste Mittel gegen den Röntgenkater ist die intravenöse Injektion einer 10%igen sterilen Kochsalzlösung, die oft schlagartig alle Erscheinungen beseitigt. Bei Patienten, die bei früheren Bestrahlungen bereits mit den beschriebenen Allgemeinerscheinungen reagiert haben, appliziere man bei neuerlicher Behandlung solche Injektionen unmittelbar nach der Bestrahlung, noch vor dem Auftreten der Beschwerden oder gebe prophylaktisch 3 Tage vor der Bestrahlung je 15 g Kochsalz per os (täglich 3mal je 1 Kaffeelöffel Kochsalz in

$^1/_2$ Glas Wasser). Das vielfach empfohlene Cholesterinpräparat „Colsil", von dem man gewöhnlich 2 Tabletten unmittelbar nach der Bestrahlung und dann bis zum Schlafengehen noch stündlich 1 Tablette nehmen läßt, bringt nach eigener Erfahrung nur selten Erfolg. Hingegen sieht man bei Verwendung von Sympatol (3 Tabletten täglich) oft rasche Besserung der Beschwerden. Bei Erbrechen bewährt sich das Nautisan (Suppositorien). Bei manchen Patienten kommt Bettruhe in Betracht, bei anderen, besonders wenn es sich um nervöse Personen handelt, ist Zerstreuung besser. Leichte Übelkeiten werden mitunter durch Natrium bicarbonicum gebessert; in einzelnen Fällen hat sich auch Tinct. Strophanti (10 Tropfen kurz vor und nach der Bestrahlung) bewährt.

b) Die Hauptreaktionen.

Ihre anatomische Grundlage sind Zellschädigungen, die erst nach einer Latenzzeit von einigen Tagen bis Wochen manifest werden. Zwei Lokalisationen seien als besonders wichtig besprochen.

α) **Haut.** Die Schädigung tritt einige Tage bis drei Wochen nach der Bestrahlung zutage. Man unterscheidet vier Grade. Bei richtiger Technik ist nur der erste, vollkommen belanglose Grad häufig.

1. Grad: Der sogenannte suberythematöse Effekt, nach dreiwöchiger Latenz auftretend, dokumentiert sich in leichter Pigmentierung, Desquamation der Haut, vorübergehendem Haarausfall, Trockenheit. Restitutio ad integrum in einigen Wochen. Therapie überflüssig, eventuell Schuppen mit etwas Fett abwischen; bei Schuppung und Pigmentierung, wenn keine Entzündung besteht, Benzinwaschung. Versuch der Depigmentierung mit Wasserstoffsuperoxyd.

2. Grad: Das einfache Erythem. Latenz zwei Wochen. Rötung der Haut mit Jucken und Brennen. Therapie: Puder (Reismehl), reines Olivenöl oder reinstes Tubenvaselin (unreine Präparate gefährlich!), bzw. Lanolin. Gegen die besonders nachts starken Schmerzen Pyramidon oder Phenacetini, Dimopyran aa 0,2, Coffein. citr. 0,1. Lokale Anwendung von Anaestheticis gefährlich! Abheilung in 2—6 Wochen unter Desquamation der Haut. Restitutio ad integrum. Bestrahlung bis zur Abheilung aussetzen!

3. Grad: Das bullöse Exanthem (Verbrennung zweiten Grades). Nach einwöchiger Latenz auftretend. Erscheinungen wie beim zweiten Grad, dazu Blasenbildung bzw. Ex-

foliation, Schmerzen. Behandlung: feuchtwarme Umschläge mit Borwasser bzw. Hydrogen. hyperoxydatum; reines Olivenöl. Heilung mit Dekoloration der Haut, später Atrophie derselben, Teleangiektasien.

4. Grad: Das Röntgenulcus (Verbrennung dritten Grades). $^1/_2$ bis 1 Woche Latenz. Entzündliche Erscheinungen wie beim dritten Grad, dazu mehr oder minder tiefgreifende Nekrosen. Heftige Schmerzen. Behandlung: Schmerzstillung wie oben. Lokal: Nach erfolgter Demarkierung zirkuläre Infiltration der gesunden Umgebung (subkutan) etwa 1 cm vom Rande des Ulcus mit $2^0/_0$iger Novokainlösung; wo es geht, mit der Nadel bis unter das Ulcus vorgehen! (Payrsche Behandlung). Etwa 2mal in der Woche zu wiederholen. Nicht nur die Schmerzen schwinden rasch, es kommt häufig auch zu schneller, vollkommener Ausheilung. Bei Erfolglosigkeit dieser Behandlung kommt Exzision des Ulcus und Deckung nach Thiersch, eventuell Transplantation eines gestielten Lappens in Betracht. Heilung mit Narbe.

Es muß aber hier darauf aufmerksam gemacht werden, daß bei der jetzt vielfach mit gutem Erfolg geübten fraktionierten und protrahiert-fraktionierten (gewöhnlich als „Coutardsche Methode" bezeichneten) Bestrahlung mancher Carcinome (siehe im speziellen Teil) ein hochgradiges Erythem („Epidermitis sicca"), ja sogar eine Exfoliation (Epidermitis exfoliativa" oder „Epidermiolyse") beabsichtigt, zur Erreichung eines vollen Erfolges notwendig ist und nicht als Schädigung bezeichnet werden darf. Diese Veränderungen heilen unter indifferenter Salbenbehandlung meistens rasch aus.

Bei unklaren Fällen ist es am besten, den Patienten zum Röntgenologen zu schicken.

β) **Larynx.** Mitunter (selten) kommt es nach einer größeren Serienzahl von Bestrahlungen des Halses (Tumoren, Struma) zu mehr oder minder starker, mitunter hartnäckiger Heiserkeit. Die Laryngoskopie ergibt Laryngitis sicca, mitunter Ödem der Aryknorpel. Sie braucht meist mehrere Wochen zur restitutio ad integrum, heilt aber stets vollkommen aus. Therapie: Aussetzen der Bestrahlungen bis zur Heilung der Laryngitis, Inhalationen. Fehlerhafte Bestrahlung kann zu Larynxnekrosen führen. Sie müssen natürlich und können auch leicht vermieden werden. Bei den oben genannten modernen Bestrahlungsmethoden, die vor allem beim Larynxcarcinom häufig angewandt werden, liegen aber recht hochgradige Schleimhautveränderungen („Epithelitis“) im Behandlungsplan.

c) Die Spätschädigung.

Spätnekrosen (Monate bis Jahre nach Aussetzen der Bestrahlungen) kommen bei richtiger Technik fast nicht vor, nur in den seltenen Fällen von intensiver Carcinombestrahlung, bei denen zahlreiche Wiederholungen notwendig waren, sind sie manchmal schwer zu vermeiden. Behandlung wie beim 4. Grad der Hauptreaktion. Hingegen finden sich nach monatelanger Behandlung mitunter langdauernde Pigmentierung, atrophische Veränderungen und Teleangiektasien. Auch diese können dort, wo es aus kosmetischen Rücksichten geboten ist, durch entsprechende Technik (Filterbestrahlung, große Pausen zwischen den Bestrahlungen derselben Hautpartie) vermieden werden. Behandlung der Teleangiektasien: Elektrokoagulation mittels Spitzbrenner nach vorheriger Adrenalinanämisierung oder Kaltkaustik.

d) Womit kann man eine Röntgenreaktion der Haut verwechseln?

Sehr häufig werden Hautveränderungen als Röntgenreaktion („Verbrennung“) bezeichnet, die nichts mit einer solchen zu tun haben. Man ist sehr geneigt, unklare Bilder von Hautveränderungen auf Röntgenbestrahlungen zu beziehen, wenn eine solche vorausgegangen ist. Hierher gehören Hauterscheinungen, die im normalen Ablauf der betreffenden Erkrankung gelegen sind oder eine neu hinzugetretene Krankheit darstellen. Zu der ersten Gruppe zählen die Exarzerbation von akuten und subakuten Entzündungen der Haut, die Ausbreitung einer carcinomatösen Infiltration (cancer en curasse), zu der zweiten besonders tuberkulöse und luetische Hautaffektionen, das Erysipel. Ja sogar Selbstbeschädigungen einer Hysterika wurden von einem namhaften Dermatologen als Röntgenverbrennung bezeichnet. Ein besonderer Mißbrauch wird zur Deutung von unerklärlichen Affektionen mit der Behauptung, es handle sich um eine Spätschädigung durch die Röntgenstrahlen, getrieben. Ein wichtiges differentialdiagnostisches Merkmal zur Erkennung jeder Röntgenreaktion ist: scharfe Abgrenzung der Veränderung, den Grenzen der bestrahlten Hautpartie entsprechend; akute Röntgenschädigungen sind ferner stets von Pigmentierung, chronische von atrophischen Veränderungen der Haut begleitet. Besonders wichtig ist die Unterscheidung eines Röntgenulcus von Nekrosen anderer Ätiologie. Einige charakteristische Symptome des ersteren sind:

1. äußerst heftige, krisenartig besonders nachts auftretende, reißende und stechende Schmerzen;

2. das Röntgenulcus ist höchstens so groß wie die bestrahlte Fläche, meist jedoch kleiner (Ursache: Das Ulcus entsteht durch Ernährungsstörungen infolge Röntgenschädigung der Blutgefäße; die Randpartien werden von der nichtbestrahlten gesunden Umgebung miternährt);

3. das Ulcus sitzt nicht auf gesunder Basis, sondern weist in seiner Umgebung Röntgenschädigungen der niederen Grade (Erythem, Exfoliation) oder deren Folgeerscheinungen (Pigmentierung, Depigmentation, Atrophie, vor allem aber Teleangiektasien) auf;

4. Fehlen einer Demarkation in der Peripherie und in der Tiefe; elektive Zerstörung einzelner Gewebsarten (wie interstitielles Bindegewebe bei intakt bleibender Muskulatur) gibt es nicht. Die Zerstörung greift schichtweise ohne Rücksicht auf die Gewebsart in die Tiefe.

e) Andere Folgeerscheinungen.

Nach einmaliger Bestrahlung behaarter Hautstellen, die natürlich nur bei Erkrankung dieser Partien vorgenommen wird, oft vorübergehende, nach mehrmaliger auch bleibende Epilation. Bei Bestrahlungen in der Nachbarschaft behaarter Stellen wird der Haarausfall durch entsprechende Abdeckung vermieden. Haarausfall an von der Bestrahlungsstelle entfernten Partien als Allgemeinerscheinung gibt es nicht. Bei Bestrahlung beider Ovarien Amenorrhoe, die bei jüngeren Individuen meistens vorübergehend ist, nach Bestrahlung beider Hoden vorübergehende oder dauernde Azoospermie; sie wird ebenfalls bei Bestrahlung von Nachbarpartien durch Abdeckung des Scrotums vermieden.

4. Adjuvierende Behandlung.

Bei weitaus den meisten, im speziellen Teil genannten Indikationen stellt die Strahlentherapie die Hauptbehandlung dar; in vielen Fällen kann sie durch anderweitige Maßnahmen unterstützt werden, so z. B. bei manchen Hautkrankheiten durch erweichende, schälende, desinfizierende Mittel usw. Bei internen Erkrankungen kommt hauptsächlich die Hebung des Kräftezustandes, die Beeinflussung des Allgemeinbefindens in Betracht, z. B. durch Arsen, durch Sonnenbehandlung usw., in anderen Fällen beschleunigen kleine chirurgische Eingriffe den Erfolg der Röntgenbehandlung. Diese vom Hausarzt durchzuführende adjuvierende Behandlung ist im speziellen Teile dieses Buches bei jedem Krankheitsbilde verzeichnet.

In manchen Fällen kommt zur Unterstützung der Röntgeneinwirkung eine gleichzeitige Radiumapplikation in Betracht. Hierher gehören besonders Carcinome, die in von außen leicht zugänglichen Körperhöhlen gelegen sind (Mundhöhle, Ösophagus, Rektum, Portio vagin. uteri). Die Radiumkapsel wird in die betreffende Körperhöhle eingelegt, die Röntgenstrahlenapplikation erfolgt von außen. In letzter Zeit versucht man, mit eigenen Apparaturen in solchen Fällen durch die sogenannte Röntgenkontakt- oder -nahbestrahlung anscheinend mit gutem Erfolg die Radiumbehandlung zu ersetzen.

Unbedingt zu unterlassen sind während der Dauer der Röntgenbehandlung nur alle die Haut der zu bestrahlenden Partien im Sinne einer Entzündung verändernde Maßnahmen. So unterläßt man besser die äußerliche Anwendung des so beliebten Jods in jeder Form (Jodtinktur, Jodsalbe, Jodsalze), da es die Empfindlichkeit der Haut gegen Strahlen steigert, was die Gefahr einer Verbrennung derselben bedeutet, allerdings nur solche leichten Grades; tiefgreifende Ulcera entstehen auf diese Weise nicht. Dieselben „Kombinationsschäden“ können durch Applikation von Senf- und Zugpflastern entstehen. Aus demselben Grunde hat weiter die Besonnung der für die Röntgenbehandlung in Betracht kommenden Hautstellen kurz vor und etwa 2—3 Wochen nach der Bestrahlung zu unterbleiben. Sonst ist keine der üblichen therapeutischen Maßnahmen zu vermeiden, keine derselben hat ungünstigen Einfluß.

5. Kontraindikationen.

Gewisse Formen, Stadien oder Komplikationen bedeuten bei manchen Krankheiten eine Kontraindikation gegen die Bestrahlung. Sie sind im speziellen Teil unter diesem Punkte angeführt. Allgemeine Kontraindikationen gegen die Röntgenbehandlung überhaupt gibt es nicht.

An letzter Stelle ist schließlich jedem Krankheitsbilde

6. die Behandlungsformel

angefügt. Sie enthält alle für den speziellen Fall gültigen behandlungstechnischen Details. Wenn die allgemein gültigen (Strahlenhärte, typische Einstellung) durch Eichung und Normalisierung, wie das in jedem röntgentherapeutischen Betriebe der Fall sein sollte, ein für allemal festgesetzt sind, ermöglicht die Einführung der Formel die klaglose Durchführung der Arbeitsteilung zwischen Arzt und (natürlich entsprechend geschulter) Hilfsperson (Applikator), wie sie im Massenbetrieb unbedingt geboten ist. Die Indikationsstellung und Formulierung des Behandlungsplanes obliegt dem Arzt, die technische Durchführung der Behandlung (an Hand der Formel) der Hilfsperson.

Die Formel ist aber auch für die literarische Darstellung von großem Werte, weil sie in der übersichtlichsten Form die vollständige Übermittlung aller für das besprochene Krankheitsbild spezifischer Behandlungsdetails ermöglicht. Der Umstand, daß wir die technischen Einzelheiten der Behandlung jeder Krankheitsform in einer Formel zusammenfassen, möge nicht zu der Annahme verleiten, daß wir der Ansicht sind, jede Krankheit könne nur durch eine einzige bestimmte Dosierung geheilt werden, die etwa durch die spezifische Empfindlichkeit der betreffenden Zellart gegeben sei. Wir glauben im Gegenteil, daß man mit der Strahlenapplikation unter weitgehender Berücksichtigung der Besonderheiten des jeweils vorliegenden Einzelfalles vorgehen muß. Die Behandlung einer Erkrankung auch mit Röntgenstrahlen ist kein technisches, sondern ein medizinisches Problem. Eine nähere Betrachtung der Formel zeigt auch, daß sie nicht starr ist, sondern der erforderlichen Individualisierung breitesten Raum läßt.

Von den Einzelheiten der Behandlungsformel, die unten besprochen werden, sind die in Form eines Bruches ausgedrückten für den zuweisenden Arzt immerhin insofern von Interesse, als er aus ihr das Maß der Mühewaltung beurteilen kann, einige andere gewähren ihm einen Einblick in die zeitliche Anordnung der Behandlung, so daß er mit ihrer Hilfe den Patienten über Zahl und Häufigkeit der Bestrahlungen und Dauer der Behandlungspausen im voraus unterrichten kann. Andere (Fokus-Hautabstand, Feldgröße, Kilovoltzahl, Herddosis) sind für den Praktiker bedeutungslos und hier entsprechend einer weiteren Bestimmung dieses Buches nur angeführt, um den technisch und röntgentherapeutisch ausgebildeten Arzt in die Lage zu versetzen, die Behandlung in der von uns erprobten Art durchzuführen. Auf eine eingehende Erklärung dieser den Nichtröntgenologen nicht interessierenden Formelbestandteile können wir daher verzichten.

Mit f bezeichnen wir das zu bestrahlende Hautfeld.

Die unmittelbar vor dem f stehende Ziffer bedeutet die Zahl der in einer Serie (Erklärung der Ausdrücke „Bestrahlung", „Sitzung", „Serie" siehe unter „Prognose") einmal zu bestrahlenden Hautfelder; 3 f heißt also: eine Serie besteht aus drei Bestrahlungen (dreier verschiedener Hautfelder). Die Felderzahl für eine und dieselbe tiefe Erkrankung soll namentlich in Fällen, bei denen eine Vergrößerung der Tiefendosis durch Erhöhung der Oberflächendosis nicht möglich ist, weil man immer mit maximalen Dosen arbeitet, also vor allem bei malignen Tumoren zwecks Erreichung der gleichen Tiefendosis bei verschieden großem antero-posterioren Durchmesser des betreffenden Körperteils verschieden groß sein. Unsere Formel berücksichtigt das in dem ersten vor p stehenden Bruche. Im Zähler stehen die Körperdicken in cm (ap = = antero-posteriorer Durchmesser), im Nenner die zur darüberstehenden Dicke gehörende Felderzahl. Es bedeutet also $\frac{5 \quad 10 \quad 15 \quad 20 \quad 25 \text{ cm ap}}{2 \quad 3 \quad 3 \quad 4 \quad 5 \text{ f}}$, bei der betreffenden Erkrankung ist bei verschiedener Dicke des Körperteils eine verschiedene Anzahl von Einfallsfeldern zu benützen, und zwar bei 5 cm antero-posteriorem Durchmesser 2 Felder, bei 10 cm Durchmesser 3 Felder, ebenso viele bei 15 cm usw. Die Felderzahl ist aber auch noch von der Ausdehnung der Erkrankung und von der Konfiguration der zu bestrahlenden Körperregion abhängig.

Die dem f angegliederte Zahl bezeichnet die ungefähre Größe des Einfallsfeldes in cm^2. f_{max} heißt maximale Feldgröße. Wo keine Feldgröße angegeben ist, ergibt sie sich durch die Form der betreffenden Region und die Felderzahl von selbst. Bei Hautkrankheiten hängt sie von der Ausdehnung derselben ab.

Der Exponent neben dem senkrechten Pfeil ($\uparrow$) gibt die Fokus-Hautdistanz an. Bekanntlich (ich sage das für die Röntgentherapeuten) verbessern wir durch Vergrößerung des Hautfeldes und der Distanz die prozentuale Tiefendosis durch

Vergrößerung des Streustrahlenzusatzes bzw. Verkleinerung des Distanzverlustes.

Mit p bezeichnen wir die Pause zwischen den Einzelbestrahlungen einer Serie in Tagen (sogenannte „Tiefenpause“, weil sie hauptsächlich die tiefen Reaktionen berücksichtigt). 3 fp_0 bedeutet also: die drei zu einer Serie gehörenden Bestrahlungen sind ohne Pause (in einer Sitzung) vorzunehmen; 3 fp_2 besagt, die drei Einzelbestrahlungen, aus denen die Serie besteht, sind einzeln (also in drei Sitzungen) mit Pausen von je zwei Tagen zu applizieren.

In dem folgenden Bruche bedeutet der Zähler die zu verabreichende Oberflächendosis (über die Herddosis siehe später), gemessen in r („internationale Röntgen“-Einheiten), die auf jedes Hautfeld zu applizieren ist; je größer die Dosis, desto größer natürlich Zeit- und Materialaufwand. Der Nenner gibt die Dicke des anzuwendenden Filters (in Millimeter Aluminium bzw. Zink oder Kupfer [in der Formel mit Z bezeichnet; 0,1 Z entspricht bei den üblichen Strahlenqualitäten ca. 3,3 mm Al]) an. Das Z-Filter wird in der Regel mit 1—2 mm Al kombiniert. In unserer Formel wird das deshalb nicht speziell hervorgehoben. Wo das Filter in ganzen Zahlen ohne nähere Bezeichnung angegeben ist, ist stets das Aluminiumfilter gemeint. Je dicker das Filter ist, desto penetrierender die Strahlung, mit der man arbeitet, desto länger aber auch die Zeit, die man zur Erreichung der betreffenden Dosis braucht.

Es wird also in der Formel, obwohl wir ihr die resultierende Herddosis jeweils anfügen, auf die Angabe der einzelnen Hautdosis nicht verzichtet. Denn eine bestimmte Tiefendosis kann auf verschiedene Arten erzielt werden, die in bezug auf den therapeutischen Effekt und die Begleiterscheinungen oft nicht gleichwertig sind, hauptsächlich wegen der verschiedenen räumlichen und zeitlichen Verteilung; die Beachtung unserer Formelangaben, darunter auch der Hautdosis ermöglicht aber die genaue Reproduktion auch der genannten Dosenverteilung.

Die Oberflächendosis soll stets direkt mit einem integrierenden jonimetrischen Instrument gemessen werden. Die in unseren Formeln angegebenen Dosiszahlen gelten für die Messung auf der Haut.

Bei dieser Art der Messung entspricht 1 H durchschnittlich 50 r und 1 HED ungefähr 600 r.

Der oberhalb des Bruches gesetzte horizontale Pfeil weist auf eine Zahl, die ein Maß für die Strahlenhärte angibt. Das meist angewendete und leichtest reproduzierbare Härtemaß ist die maximale Spannung im Sekundärstromkreis, in Kilovolt angegeben. Es bedeutet also die Zahl neben dem horizontalen Pfeil (→) KV_{max}. Es sei hier bemerkt, daß es sehr ratsam ist, seinen Betrieb auf 2 oder 3 Spannungen zu eichen, eine etwa zwischen 170 und 200 KV_{max}, für tiefe, die zweite ungefähr auf 120 KV_{max}, für oberflächliche Erkrankungen, eventuell eine dritte auf 160 KV_{max} für tiefe Affektionen, bei denen man mit kleinen Tiefendosen arbeitet, wie Entzündungen und M. Basedowii. Es muß aber hinzugefügt werden, daß man auch mit weniger leistungsfähigen Apparaten, die geringere Spannungen und damit geringere Röhrenhärten liefern, etwa mit Ausnahme der Carcinombehandlung, natürlich unter entsprechend größerem Zeitaufwand jede Röntgentherapie betreiben kann.

Zur Umrechnung in andere Härtemaße mögen folgende Relationen zwischen max Kilovoltzahl und kürzester Wellenlänge des resultierenden Strahlengemisches (λ_0) in Angström-Einheiten dienen:

KV	λ_0
120	0,103
160	0,077
180	0,068
200	0,062

Für Institute, die ihre Strahlenhärte nach der Halbwertschicht geeicht haben, mögen zwecks Verwertung unserer Formeln folgende Relationen dienen:

120	KV,	Filter	1 mm Al	Halbwertschicht	0,1	mm Cu
120	„	„	2 „ „	„	0,13	„ „
120	„	„	3 „ „	„	0,16	„ „
120	„	„	4 „ „	„	0,19	„ „
180	„	„	0,5 mm Z (oder Cu)	„	0,8	„ „
180	„	„	0,8 „ „ „ „	„	1	„ „

P ist das Serienintervall in Wochen (sogenannte „Oberflächenpause“, weil sie in erster Linie mit Rücksicht auf die Hautschonung bemessen wird), also die Zeit, nach der jedes Feld neuerlich in der vorgeschriebenen Weise bestrahlt wird. P_2 heißt: zwischen zwei Serien liegt eine Pause von 2 Wochen. Wieviel derartige Serien mit den vorgeschriebenen Pausen verabreicht werden, besagt die letzte, außerhalb der Klammer stehende Ziffer.

Es würde also die Formel: $2\,f_{max} \uparrow^{35}_{p_0} \overset{\longrightarrow 160}{(^{250}/_{4}\,P_5)}\;3$ heißen: in einer aus zwei Bestrahlungen (zweier verschiedener Hautfelder) bestehenden Serie, die ohne Pause (also in einer Sitzung) vorzunehmen sind, bekommt der Patient auf jedes Hautfeld 250 r gefiltert durch 4 mm Aluminium (was pro Bestrahlung zirka 10 Minuten in Anspruch nimmt); eine solche Serie wird mit Pausen von je 5 Wochen 3mal verabreicht; dazu folgende für den Röntgentherapeuten bestimmte technische Details: Das Einfallsfeld habe die in der betreffenden Region bei der angegebenen Felderzahl mögliche maximale Größe, die Fokus-Haut-Distanz betrage 35 cm, die Röhrenhärte entspreche einer maximalen sekundären Spannung von 160 KV.

Bei tiefem Sitz des zu bestrahlenden Herdes fügen wir der Formel jeweils auch die approximative Gesamtherddosis, die bei Befolgung der durch sie angegebenen Applikationstechnik in einer Serie erzielt wird, an, und zwar in Prozenten der HED.

Bei manchen Erkrankungen besprechen wir nach der Formel noch einige in ihr nicht enthaltene und nicht ohne weiteres ersichtliche technische Details, wie Lokalisation der Einfallsfelder usw., mit wenigen Worten.

Spezieller Teil.

Der folgenden Darstellung der einzelnen Indikationen liegen fast ausschließlich die eigenen Erfahrungen (Zentralröntgeninstitut des Allg. Krankenhauses und Röntgeninstitut der Arbeiterkrankenkasse, Wien) zugrunde. Nur bei vereinzelten Krankheitsbildern, für deren Beurteilung die eigenen Beobachtungen nicht ausreichen, sind die hier niedergelegten Angaben vornehmlich dem einschlägigen Schrifttum entnommen.

Aus der großen Zahl von Erkrankungen, die bereits einer Röntgenbehandlung unterzogen worden sind, sind im folgenden nur jene angeführt, für die diese Indikationsstellung gesichert ist, oder bei denen die Strahlentherapie auf Grund der bisherigen Erfahrungen aussichtsreich erscheint. Letztere sind mit dem Vermerk „im Versuchsstadium befindlich" versehen. Außer manchen auf mangelhafter Grundlage aufgebauten, in ihren Resultaten sehr zweifelhaften Indikationen sind auch noch jene ausgelassen, die wohl begründet erscheinen, aber sehr seltene Krankheitsbilder betreffen. Namentlich einzelne Hautkrankheiten (Elephantiasis, Dermatitis herpetiformis, Sklerodermie u. a.) wurden aus den angeführten Gründen hier weggelassen.

Trotz der so getroffenen Auswahl ist eine recht beträchtliche Reihe von röntgenfähigen Erkrankungen stehen geblieben. Es mag zunächst die Heranziehung eines und desselben Agens zur Heilung so heterogener Prozesse die Erinnerung an die reklamehafte Anpreisung mancher Wundermittel oder Heilbäder, die jede Krankheit zu heilen vermögen, wachrufen. Eine kurze Überlegung weist uns jedoch den Weg zu der Erklärung dieser scheinbaren Wunder.

Bei den meisten Erkrankungen spielt letzten Endes eine pathologische Zellveränderung, sei es im Sinne einer herabgesetzten oder gesteigerten Funktion, einer Wachstumshemmung oder -steigerung, einer Zellwucherung oder -degeneration eine große Rolle. Nun sind die Röntgenstrahlen, wie wir im 1. Kapitel des allgemeinen Teiles besprochen haben, imstande, jede lebende Zelle, und zwar vorwiegend in bionegativem Sinne zu beeinflussen. Nur ist die Empfindlichkeit verschiedener Zellarten sehr verschieden groß und diejenige der pathologischen Zellen glücklicherweise sehr häufig größer als die der normalen. Dort, wo es also gelingt, in dem pathologischen Gewebe die wirksame Strahlenmenge zu konzentrieren, ohne dabei das gesunde Nachbargewebe in einem der Gesundheit schädlichen Grade zu beeinflussen, sind die Bedingungen für eine erfolgreiche Röntgentherapie gegeben, vorwiegend also bei Erkrankungen, bei denen es sich nicht um rein degenerative, sondern auch um proliferierende Vorgänge handelt, aber, wie aus dem in Kapitel 1 Gesagten hervorgeht, auch bei depressiven Prozessen, bei denen auf die geschilderte Art Heilungsvorgänge ausgelöst werden können. Dazu kommen noch jene Erkrankungen, bei denen die verschiedenen im 1. Kapitel des allgemeinen Teiles beschriebenen Fern- und Allgemeinwirkungen die Heilung einleiten können.

Die Röntgenstrahlen hemmen die Zellfunktion bei der Hyperazidität, beim Basedow, sie zerstören die Zelle beim Carcinom, sie machen Toxine frei aus dem tuberkulösen Gewebe, bringen die fehlende Ovarialfunktion in Gang durch funktionelle Schädigung der hyperfunktionierenden Hypophyse usw.

Es ist so leicht einzusehen, daß Fortschritte in der Technik, mehr aber noch Fortschritte in der Erkenntnis vom Wesen mancher Erkrankungen und von der biologischen Wirkungsweise der Strahlen den Indikationskreis immer noch erweitern.

Es ist bei der Kompliziertheit der Verhältnisse aber auch klar, daß die Röntgenstrahlen nur in der Hand des Fachmannes ihre heilsame Wirkung ausüben können, während der Ungeübte immer nur Enttäuschungen, wenn nicht Ärgeres erleben wird.

Die einzelnen Affektionen.

Abscessus frigidus.

Wirkungsmechanismus: Siehe bei „Tuberkulose“.

Prognose: a) Resultat der Behandlung: In einem sehr großen Prozentsatz völlige Heilung.

b) Dauer der Behandlung: Wenige Wochen bis zu einem Jahr.

c) Verlauf: Allmähliche Verkleinerung; in manchen Fällen, besonders bei entzündlicher Veränderung der Haut Perforation, Abstoßung der käsigen Massen, allmähliche Vernarbung.

Begleit- und Folgeerscheinungen der Behandlung: Meistens keine.

Adjuvierende Behandlung: Wiederholte Punktionen; dabei ist Jodierung der Haut zu vermeiden.

Kontraindikationen: Keine.

Behandlungsformel:[1] $1\,f \uparrow^{30} (\overrightarrow{{}^{100}/_4}\, \overset{160}{P}_{1-4})$ 3—12 und mehr.

P anfangs 1 Woche, später, etwa nach 5 Bestrahlungen, immer länger werdend.

Acne rosacea.

Wirkungsmechanismus: Wahrscheinlich Gefäßschädigung.

Prognose: a) Resultat der Behandlung: In einer großen Anzahl von Fällen weitgehende Besserung bis restitutio ad integrum; aber es kommen auch völlige Versager vor.

b) Dauer der Behandlung: 6 Wochen bis 4 Monate.

c) Verlauf: Manchmal schon nach einer Serie,[1] öfter nach mehreren Wiederholungen Verschwinden der Knötchen, Abnahme der Rötung.

Begleit- und Folgeerscheinungen der Behandlung: Bei Lokalisation im Gesicht mitunter vorübergehende Trockenheit im Munde (Behandlung siehe Allgemeinen Teil).

Adjuvierende Behandlung: Keine.

Kontraindikationen: Keine.

Behandlungsformel:[1] $3\,f \uparrow^{30}_{p_{0-1}} (\overrightarrow{{}^{100}/_2}\, \overset{120}{P}_{1-3})$ 3—8.

Felder bei Lokalisation im Gesicht: von vorne und beiden Seiten. P zunächst (2—3mal) 1 Woche, später steigend.

Acne vulgaris.

Es kommen besonders die häufig rezidivierenden, jeder anderen Behandlung trotzenden Fälle in Betracht.

Wirkungsmechanismus: Die Heilwirkung der Strahlen beruht hier teils auf der Beseitigung der akut-entzündlichen Erscheinungen (siehe auch unter „Entzündungen"), teils, bei hartnäckigen Fällen, auf der Verödung der Talgdrüsen.

Prognose: a) Resultat der Behandlung: Schon nach einer Bestrahlung häufig Schwinden der bestehenden Eruption, nach 2—4 Serien[1] Dauerheilung. Schon bestehende Akne-

---

[1] Siehe Allgemeinen Teil.

narben werden nicht beeinflußt, keloide Narben jedoch oft sehr günstig (siehe „Narbenkeloid").

b) Dauer der Behandlung: 6 Wochen bis 4 Monate.

c) Verlauf: Zunächst kurz nach der Bestrahlung mitunter Exazerbation der Entzündung, die schnell wieder zurückgeht, dann Resorption der Infiltrate, Ausstoßung der Pfröpfe, schließlich teilweise Verödung der Talgdrüsen.

Begleit- und Folgeerscheinungen der Behandlung: Keine.

Adjuvierende Behandlung: Meist keine notwendig, eventuell Burow- oder Resorzinumschläge bei reaktiver Exazerbation.

Kontraindikationen: Keine.

Behandlungsformel:[1] $3\,f\uparrow^{30}_{p_{0-1}}$ ($^{100}/_{2}\,P_{1-3}$) 3—8.

Felder bei Lokalisation im Gesicht: vorne und beide Seiten. P anfangs (2—3mal) je 1 Woche, später zunehmend.

Adnextumor siehe Entzündungen und Gonorrhoe.

Agranulozytose siehe Angina agranulocytotica.

Akro-Angioneurosen.

Eine Reihe von zentral bedingten Affektionen der Extremitätenenden (Akroparästhesien, intermittierendes Hinken, Morbus Raynand, trophische Störungen im Gefolge von Arteriosklerose und Diabetes) läßt sich durch Bestrahlung der die betreffende Extremität nervös versorgenden Rückenmarksabschnitte erfolgreich behandeln. Bei Erfolglosigkeit Versuch einer peripheren Bestrahlung.

Wirkungsmechanismus: Es wird eine Dämpfung der spinalen Vasomotorenzentren angenommen.

Prognose: a) Resultat der Behandlung: Bei manchen Fällen weitgehende Besserung aller Symptome bis zu völliger Heilung; es kommen aber auch Versager vor. Ein Bestrahlungsversuch (1—2 Serien) ist in jedem Falle, bei dem nicht wegen fortschreitender Gangrän eine Operation dringlich indiziert ist, anzuraten.

b) Dauer der Behandlung: 3—6 Wochen.

c) Verlauf: In den günstigen Fällen rasche Besserung der subjektiven Beschwerden, mitunter aber erst 3—4 Wochen nach Beginn der Behandlung. Gleichzeitig Rückgang von

---

[1] Siehe Allgemeinen Teil.

Cyanose und Schwellungen, Überhäutung von Geschwüren und Heilung von Gangrän.

Begleit- und Folgeerscheinungen der Behandlung: Keine.

Adjuvierende Behandlung: Rauchverbot bei vorausgegangenem Nikotinabusus.

Kontraindikationen: Dringliche Operationsindikation (siehe oben).

Behandlungsformel: $1\,f\uparrow^{30}_{10\times 15}\,(\overset{\rightarrow 180}{{}^{150-200}}/_{0,5}\,z\,P_1)\;3.$

Herddosis zirka $^1/_6$ HED.

Feld: Rücken über dem die erkrankte Extremität versorgenden Rückenmarksabschnitt, eventuell die Extremität selbst im Bereiche der Hauptarterie.

Akromegalie siehe Hypophysentumor.

Aktinomykose.

Die Röntgenbehandlung übertrifft in den meisten Fällen an Promptheit und Sicherheit des Erfolges jede andere. Besonders gut spricht die cervico-faciale Form an, die fast mit Sicherheit ausheilt; aber auch bei der Aktinomykose der Lunge und anderer innerer Organe sind Heilungen möglich.

Wirkungsmechanismus: Zellzerstörung mit reaktiver Bindegewebsbildung. Eine direkte Beeinflussung der Pilze durch die Strahlen findet nicht statt.

Prognose: a) Resultat der Behandlung: In einem großen Prozentsatz der Fälle restitutio ad integrum.

b) Dauer der Behandlung: 2—6 Monate.

c) Verlauf: Nach vorübergehender Anschwellung rasche Verkleinerung und Schwinden der Infiltrate.

Begleit- und Folgeerscheinungen der Behandlung: Mitunter Exazerbation der Entzündungserscheinungen kurz nach der Bestrahlung, eventuell Einschmelzung von Infiltraten. Als Residuum manchmal lang dauernde Pigmentierung der Haut über dem Krankheitsherde.

Adjuvierende Behandlung: Empfohlen wird eine gleichzeitige interne Jodkalimedikation (3 g pro die). Bei Abszeßbildung Inzision.

Kontraindikationen: Keine.

Behandlungsformel:[1] $x\,f\uparrow^{30}_{p_1}\,(\overset{\rightarrow 160-180}{{}^{400}}/_{4\,Al-0,5\,z}\,P_{4-6})\;2—6.$

Herddosis zirka $^1/_2$ HED.

Die weichere Strahlung bei oberflächlichem, die härtere bei tiefem Sitz der Erkrankung.

Amenorrhoe.

Bei den erworbenen Formen, und zwar dann, wenn die Krankheit nicht zu lange besteht (im allgemeinen nicht länger als 2 Jahre), läßt sich häufig durch Bestrahlung der Hypophyse oder, wenn diese erfolglos ist, durch schwache Ovarialbestrahlung ein Erfolg erzielen.

Wirkungsmechanismus: Bei der Hypophysenbestrahlung offenbar Reduktion einer pathologisch gesteigerten Funktion; bei der Ovarialbestrahlung höchstwahrscheinlich Ausschaltung einzelner pathologischer Follikel, die die Reifung der normalen hemmen. (Beseitigung der „überstürzten Follikelreifung".) Keine direkte Reizwirkung!

Prognose: a) Resultat der Behandlung: Häufig dauernde Behebung des Leidens; nicht selten Erlangung von Konzeptionsfähigkeit bei vorher bestandener Sterilität.

b) Dauer der Behandlung: Mitunter genügt eine Serie, öfter 1—2 Wiederholungen nach vierwöchentlichen Pausen notwendig.

c) Verlauf: Einige Tage bis 6 Wochen nach der Bestrahlung Wiedereintritt der Menses, die dann häufig normal bleiben.

Begleit- und Folgeerscheinungen der Behandlung: Bei der Hypophysenbestrahlung keine. Auch die Ovarialbestrahlung führt, wie die Erfahrung lehrt, bei den hier in Betracht kommenden kleinen Dosen, mit größter Wahrscheinlichkeit nicht zu einer Schädigung der Deszendenz. Immerhin ist sie unter gewissen Umständen (Paarung mit einem röntgengeschädigten männlichen Individuum) theoretisch möglich. Die Ovarialbestrahlung kommt deshalb nur nach Versagen aller anderen Mittel in Frage.

Adjuvierende Behandlung: Bei Versagen der alleinigen Bestrahlung Kombination mit Hormonpräparaten.

Kontraindikationen: Keine. Doch muß vor der Bestrahlung mit vollster Sicherheit eine bestehende Gravidität ausgeschlossen werden. Siehe auch oben (Deszendenzschädigung).

Behandlungsformel[1]

a) für Hypophysenbestrahlung: $2\,f \uparrow^{30}_{4\times 4} p_3\ (\overset{\longrightarrow 180}{{}^{150}/_{0,5}\,z\,P_4})\ 1—3.$

[1] Siehe Allgemeinen Teil.

Herddosis zirka 25% der HED.

Hautfelder: Schläfe rechts und links mit Abdeckung der behaarten Haut, Zentralstrahl wie für Röntgenographie der Sella turcica.

b) Für Ovarialbestrahlung: $1\,f \uparrow^{30}_{15\times15} \overset{\rightarrow 180}{(^{100}/_{0,5\,Z}\,P_6)}$ 1—2.

Herddosis zirka 10% der HED.

Hautfeld: Unterbauch.

Höchstens 2 Bestrahlungen, sonst Gefahr einer Daueramenorrhoe!

Analfistel siehe Fistula tuberculosa.

Angina agranulocytotica.

Von manchen Autoren (vor allem Friedemann) sehr günstige Erfolge beschrieben bei Fällen, die nicht schon durch eine Sepsis oder Pneumonie kompliziert sind. Keine eigenen Erfahrungen.

Wirkungsmechanismus: Unbekannt.

Prognose: a) Resultat der Behandlung: In den günstig verlaufenden Fällen (siehe oben) rasche Heilung.

b) Dauer der Behandlung: Wenige Tage.

c) Verlauf: Rasche Besserung des Allgemeinbefindens, kritischer oder lytischer Abfall der Temperatur.

Begleit- und Folgeerscheinungen der Behandlung: Keine.

Adjuvierende Behandlung: Alle übrigen in Betracht kommenden Behandlungsmethoden bei schwerer Angina.

Kontraindikationen: Pneumonie, Sepsis.

Behandlungsformel[1] $1\text{—}4\,f \uparrow^{30}_{P_1} \overset{\rightarrow 180}{^{100}/_{0,5\,Z+1\,Al}}$.

Herddosis zirka 5% der HED.

Hautfelder: Zu bestrahlen sind beliebige Abschnitte des Skelettes (Knochenmark).

Angina pectoris.

Die Bestrahlung kommt nur als symptomatische Behandlung in Betracht, besonders wenn die gegen die Schmerzanfälle gerichtete interne Medikation versagt. Der den Schmerzen zugrunde liegende Prozeß (Mesaortitis, Koronarsklerose usw.) wird durch die Röntgenstrahlen nicht beeinflußt.

[1] Siehe Allgemeinen Teil.

Wirkungsmechanismus: Noch unbekannt, Erfahrungstatsache. Vielleicht Beeinflussung von Spasmen oder unspezifischer Entzündungen.

Prognose: a) Resultat der Behandlung: Mitunter bedeutende Linderung bis völlige Kupierung der Schmerzen, auch für viele Monate.

b) Dauer der Behandlung: In den reagierenden Fällen schon wenige Stunden nach einer Bestrahlung häufig Aufhören der Anfälle, eventuell Wiederholung der Bestrahlung in 2—3 Wochen notwendig. Bei späterem Neuauftreten der Anfälle neuerliche Bestrahlung.

c) Verlauf: Siehe unter b.

Begleit- und Folgeerscheinungen der Behandlung: Keine.

Hauptbehandlung: Die übliche kausale; meist kommen antiluetische Kuren in Betracht.

Kontraindikationen: Keine.

Behandlungsformel:[1] $1—2\, f\uparrow^{30}_{15\times15} p_1 \; (^{100}/_{0,5}\, z \overset{\rightarrow 180}{P_{2-3}})\; 1—2$.

Herddosis zirka $^1/_4$ HED.

Felder: Linker Thorax, eventuell Rücken links.

Angina tonsillaris siehe Tonsillitis.

Angiom siehe Hämangiom.

Anurie (auch reflektorische) wie Nephritis.

Apicitis siehe Tuberkulose.

Arthritis chronica (primär- und sekundärchronische) und **urica** wie Arthrosis deformans.

Arthritis gonorrhoica siehe Gonorrhoe.

Arthrosis deformans.

Die Röntgenbestrahlung stellt nur eine symptomatische bzw. adjuvierende Behandlung dar.

Wirkungsmechanismus: Unbekannt. Bei der Arthritis wie „Entzündung".

Prognose: a) Resultat der Behandlung: In frischeren Fällen besonders rasche Linderung bzw. Verschwinden der Schmerzen, in älteren Fällen mitunter Besserung der Beweglichkeit. Restitutio ad integrum ist dort, wo es zu schwereren Gelenkdeformationen gekommen ist, natürlich nicht möglich.

---

[1] Siehe Allgemeinen Teil.

b) Dauer der Behandlung: Schmerzstillung manchmal schon wenige Tage nach einer einzigen Bestrahlung eintretend, gewöhnlich erst nach länger dauernder Behandlung. Zur Erzielung einer besseren Beweglichkeit bei Ankylosen sind mehrere Monate notwendig. Effekt eventuell noch einige Monate nach der letzten Bestrahlung.

c) Verlauf: Manchmal vorübergehende Zunahme der Schmerzen und von bestehenden Schwellungen nach der Bestrahlung, weiterer Verlauf unter b.

Begleit- und Folgeerscheinungen der Behandlung: Keine.

Hauptbehandlung: Die übliche kausale bzw. symptomatische Therapie.

Kontraindikationen: Keine.

Behandlungsformel:[1]

$2–4\,f\uparrow^{30}_{\text{ad }150}\,p_{1-2}\,(^{50-100}/_{0,5}\,z\,P_{1-3})\;2–6.$

Herddosis zirka $^{1}/_{20}$—$^{1}/_{10}$ HED.

Je frischer der Prozeß, desto kleiner die Einzeldosis, desto länger die Tiefenpause. P anfangs 1 Woche (2—3mal), später länger.

Asthma bronchiale.

Die Bestrahlung kommt nach den bisherigen Erfahrungen als symptomatische Behandlung im anfallsfreien Stadium in Betracht, als die sie mitunter hervorragende Dienste leistet, und ist bei Versagen anderer Maßnahmen zu versuchen.

Wirkungsmechanismus: Strittig (Zerstörung von pathologischen Schleimhautelementen? Verkleinerung von erkrankten Hilusdrüsen? Vagusbeeinflussung? Proteinkörperwirkung durch Resorption von Zellzerfallsprodukten?).

Prognose: a) Resultat der Behandlung: Mitunter rapide Abnahme bis völliges Versiegen des Auswurfes bei Patienten mit reichlichen Auswurfmengen. Linderung der Dyspnoe. Seltener- und Schwächerwerden, ja sogar völliges Aufhören der Anfälle.

b) Dauer der Behandlung: Der Effekt tritt manchmal schon nach einer Bestrahlungsserie ein. Meistens sind aber mehrere Wiederholungen in 1—2wöchentlichen Abständen notwendig.

c) Verlauf: Siehe Resultat der Behandlung.

---

[1] Siehe Allgemeinen Teil.

Begleit- und Folgeerscheinungen der Behandlung: Keine.

Hauptbehandlung: Die gewöhnliche Asthmatherapie.

Kontraindikationen: Keine.

Behandlungsformel:[1] $4\,f\uparrow^{30}_{max}\,p_1\,(^{100}/_{0,5}\,z\,\overset{\rightarrow 180}{P_{1-2}})\;1—6.$

Herddosis zirka $^1/_{10}$ HED.

Hautfelder: Rechter und linker Thorax vorne und hinten.

Bantische Krankheit siehe Milztumor.

Bartholinitis siehe Entzündungen.

Basalfibroid siehe Nasenrachenfibrom.

Basedowsche Krankheit siehe Morbus Basedowii.

Blepharitis wie Ekzem.

Bronchitis chronica wie Asthma bronchiale.

Bubo.

Bestrahlungsversuch bei noch nicht erweichten venerischen Bubonen sehr empfehlenswert; größere operative Eingriffe werden dadurch oft vermieden.

Wirkungsmechanismus: Wie bei Entzündungen (siehe Entzündungen).

Prognose: a) Resultat der Behandlung: In einem sehr großen Prozentsatz der Fälle restitutio ad integrum.

b) Dauer der Behandlung: Effekt mitunter schon wenige Tage nach der ersten Bestrahlung, eventuell Wiederholung nach 14 Tagen notwendig.

c) Verlauf: Meist rasche Abnahme der Schmerzen; dann entweder Resorption oder Bildung eines Abszesses, der nach Stichinzision schnell heilt.

Begleit- und Folgeerscheinungen der Behandlung: Keine.

Adjuvierende Behandlung: Bei floridem Ulcus molle die übliche lokale Behandlung desselben. Bei Erweichung der Drüse Stichinzision.

Kontraindikationen: Keine.

Behandlungsformel:[1] $1\,f\uparrow^{30}\,(^{100}/_{4}\,\overset{\rightarrow 160}{P_1})\;1—3.$

Herddosis zirka $^1/_{10}$ HED.

---

[1] Siehe Allgemeinen Teil.

Bursitis.

Ausgezeichnete Erfolge in akuten und chronischen Fällen.

Wirkungsmechanismus: Siehe Entzündungen.

Prognose: a) Resultat der Behandlung: In den meisten Fällen völlige Heilung. Auch die Bursasteine werden oft resorbiert!

b) Dauer der Behandlung: 2 Wochen bis mehrere Monate. Je frischer die Entzündung, desto rascher der Effekt.

c) Verlauf: Zunächst rasche Abnahme der Schmerzen, dann Besserung der Beweglichkeit bis zur Norm. Allmähliche Verkleinerung bis völliges Verschwinden eventuell vorhandener Kalkkonkremente (nicht immer).

Begleit- und Folgeerscheinungen der Behandlung: Manchmal reaktive Schmerzsteigerung.

Adjuvierende Behandlung: Bei starken Schmerzen anfangs Antidolorosa.

Kontraindikationen: Keine.

Behandlungsformel: $1\text{—}2\,\mathrm{f}\uparrow^{30}_{\mathrm{p}_1}(^{50-100}/_{0{,}5\,\mathrm{z}}\,\mathrm{P}_{1-4})\ 2\text{—}10$.

Dosis um so kleiner, je frischer die Entzündung. P steigend.

Carcinom.

Die Röntgenbestrahlung stellt bei inoperablen Tumoren die einzige Erfolg versprechende Behandlung dar (Radium nur für Fälle geeignet, bei denen man mit dem Präparat nahe an oder in den Tumor kommen kann) und bietet mit Verbesserung der Technik bei richtiger Auswahl der Fälle (siehe unter „Resultat der Behandlung und Kontraindikationen“) steigende Chancen.

Wirkungsmechanismus: Die Carcinomzellen werden durch die Strahlen zerstört. Reaktive Bindegewebswucherung.

Man unterscheidet:

I. Die therapeutische Bestrahlung.

Mit Ausnahme bestimmter Lokalisationen (Tonsillen, Pharynx, Larynx), bei denen Bestrahlungsversuche im operablen Stadium gestattet sind, sollen operable Fälle radikal operiert, nur die aus irgendeinem Grunde inoperablen der Röntgenbehandlung zugeführt werden.

Prognose: a) Resultat der Behandlung: Dauerheilungen im Durchschnitt (bei verschiedenen Lokalisationen verschieden) etwa so häufig wie nach Radikaloperationen.

Auch bei nicht zu weit vorgeschrittenen inoperablen Fällen sind Dauerheilungen möglich, sonst häufig weitgehende Besserung. und Verlängerung des Lebens. Am besten sprechen die oro-phary-laryngealen Krebse (vor allem die inneren Larynxcarcinome), sowie die Carcinome der Portio vaginalis und des Collum uteri an, es folgt das Mamma-, dann das Darm- und Ösophaguscarcinom. Sehr selten sind weitgehende Besserungen oder gar Heilungen beim Lungenkrebs, am seltensten beim Magenkrebs. Rezidive sind meistens viel weniger strahlenempfindlich als die primären Tumoren etwa mit Ausnahme der lentikulären Knoten nach Mammacarcinom. Sehr schlecht sprechen gewöhnlich auch die Fernmetastasen aller Carcinome an mit Ausnahme der solitären Knochenmetastasen; letztere stellen eine besonders günstige Indikation dar; es schwinden nicht nur die Knochenschmerzen, sondern es kommt auch häufig zu röntgenographisch nachweisbarer Knochenregeneration.

Um eine aussichtslose Behandlung nicht unnütz in die Länge zu ziehen, empfiehlt es sich, in zweifelhaften Fällen zuerst eine Probebestrahlung zu machen, d. h. eine möglichst intensive Bestrahlungsserie bei genauer Kontrolle des lokalen Befundes, des Gewichtes und des Allgemeinbefindens. Weist nicht wenigstens einer dieser Faktoren drei Wochen nach der Bestrahlung eine Besserung auf, kommt es gar trotz der Behandlung zu einer Verschlimmerung, so ist die Strahlentherapie abzubrechen. Höchstens solatii causa können besonders bei intelligenten Patienten, die das Sistieren einer Behandlungsmethode, die ihnen als einzige erfolgversprechende ihres Leidens bekannt ist, als Todesurteil auffassen, in großen Pausen geringe Strahlenmengen, die jede Allgemeinreaktion vermeiden, appliziert werden. Das wird im Einvernehmen mit dem Hausarzt, der den Patienten am besten kennt, festgesetzt.

b) Dauer der Behandlung: Mehrere Monate bis Jahre mit wochen- bis monatelangen Pausen.

c) Verlauf: In den Fällen, die überhaupt ansprechen, meist schon nach oder während der ersten Bestrahlungsserie (je nach der angewandten Technik. Siehe „Behandlungsformel") deutliche Besserung: Verkleinerung bis Schwinden der Tumoren, Gewichtszunahme; in etwa der Hälfte bis zwei Drittel der primär geheilten Fälle nach mehreren Monaten bis Jahren Rezidive, die dann immer langsamer und weniger gut reagieren. Häufig verschwinden die äußerlichen Erscheinungen

(z. B. beim Mammacarcinom), so daß die Kranken an Heilung glauben und die Carcinompleuritis usw., an der sie zugrunde gehen, für ein unbedenkliches Leiden ansehen. Bei Schmerzen schon nach einer Bestrahlung oft Linderung derselben, bei blutendem und jauchendem Carcinom des weiblichen Genitales oft schnelles Sistieren der Blutung und Jauchung.

Begleit- und Folgeerscheinungen der Behandlung: Bei Neoplasmen des Abdomens nach der Bestrahlung häufig Röntgenkater (Symptome, Wesen und Behandlung siehe im allgemeinen Teil), dem Grade nach individuell verschieden, bedeutend seltener bei anderer Lokalisation des Carcinoms; nach Bestrahlung des Unterbauches selten Diarrhoen, vermehrter Harndrang. Bei Sitz der Neoplasmen unter behaarter Haut dauernde Epilation.

Adjuvierende Behandlung: Arsenkur und sonstige roborierende Behandlung; bei oberflächlichen, stark blutenden Tumoren eventuell Paquelin. Bei Tumoren, die in von außen leicht zugänglichen Körperhöhlen gelegen sind (Mund, Ösophagus, Rectum, Portio vagin. uteri), gleichzeitig lokale Radiumapplikation. Besonderer Wert ist auf die Pflege der bestrahlten Haut zu legen: Reinhaltung, Einfetten, Einpudern; Vermeidung aller Hautreize, wie Jodanstrich, Heftpflaster, Besonnung, mechanische Schädigung, z. B. durch Druck enger und einschnürender Kleidungsstücke.

Kontraindikationen: Kachexie, Fernmetastasen mit Ausnahme von Knochenmetastasen.

Behandlungsformel:[1]

Es können hier nicht alle Details sämtlicher in Vorschlag gebrachten Bestrahlungsmethoden besprochen werden. Es werden deshalb nur die Formeln der beiden wichtigsten miteinander konkurrierenden Methoden, der einzeitigen und der fraktionierten, bzw. protrahiert-fraktionierten Bestrahlung, sowie der noch im Versuchsstadium befindlichen, aber anscheinend aussichtsreichen Kontakt-, bzw. Nahbestrahlung angeführt, während die Sättigungsmethode, die keine große Verbreitung gefunden hat, sowie die Hochvolt- und die Teleröntgentherapie, deren Wert noch nicht bewiesen ist, unberücksichtigt bleiben.

a) Formel für die einzeitige Bestrahlung:

$$\frac{5 \quad 10 \quad 15 \quad 20 \quad 25\,\text{cm}}{2 \quad 3 \quad 3 \quad 4 \quad 5}\,\frac{\text{ap}}{} \uparrow {}^{35-50}_{\text{p}_{0-1}} \left({}^{600-700}\overset{\rightarrow\ 180}{/}_{0{,}5}\,\text{z}\,\text{P}_{4-12}\right)\ 1\text{—x}.$$

[1] Siehe Allgemeinen Teil.

Herddosis zirka 1 HED.

P steigend.

b) Formel für die fraktionierte und protrahiert-fraktionierte („Coutard"-) Bestrahlung:

$2—4\,f\,p_1 \uparrow^{35-100} ({}^{200}/_{0{,}5\,z}\,P_{1\,\mathrm{Tag}})$ 15—30.

Kommt hauptsächlich für die oro-phary-laryngealen Carcinome, aber auch für die gynäkologischen Krebse, das Ösophagus- und Lungencarcinom in Betracht. Bestrahlt wird bis zur Erreichung intensiver Haut- bzw. Schleimhautreaktionen („Epidermitis exfoliativa"), doch soll man bei großen Hautfeldern über ein kräftiges Erythem nicht hinausgehen. Vorteilhaft ist das Einschieben mehrtägiger Pausen nach je etwa 10 Bestrahlungen. Häufige Blutkontrolle und Unterbrechung bei starkem Leukozytenabfall!

c) Formel für die Kontakt- und Nahbestrahlung:

$1\,f \uparrow^{2-5} ({}^{200-300}/_{0{,}2-1\,\mathrm{Al}}\,P_{1\,\mathrm{Tag}})$ 20—40.

Nur für oberflächlich unter der Haut oder in entrierbaren Körperhöhlen gelegene Krebse an Stelle der Radiumbestrahlung. Meist Kombination mit einer der anderen Methoden notwendig.

II. Die sogenannte prophylaktische Nachbestrahlung.

Sie ist prinzipiell nach jeder Carcinomoperation auch bei anscheinend radikaler Entfernung des Neoplasmas durchzuführen. Die Aussicht auf Dauerheilung wird dadurch bedeutend günstiger. Sie dient zur Vernichtung zurückgebliebener mikroskopischer bzw. latenter Herde. Beginn der Behandlung sofort nach Heilung der Operationswunde.

Prognose: a) Resultat der Behandlung: Dauerheilungen sind bedeutend häufiger als nach Operation ohne Nachbestrahlung.

b) Dauer der Behandlung: Etwa 1 Jahr.

c) Verlauf: In den zahlreichen günstigen Fällen meist unter Gewichtszunahme Freibleiben von Rezidiven.

Begleit- und Folgeerscheinungen der Behandlung: Wie bei I („Therapeutische Bestrahlung").

Adjuvierende Behandlung: Bei Anämischen Arsen und sonstige Roborantia. Radium wie bei I („Therapeutische Bestrahlung").

Kontraindikationen: Keine.

Behandlungsformel: $x\, f_{max} \uparrow^{35}_{p_{0-1}} ({}^{400}/_{0,5}\, z\, P_{4-8})\ 8.$

Bei der ersten Bestrahlung diese Serie 2mal hintereinander mit 1—2tägiger Pause, später nur 1mal mit steigender P.

Herddosis zirka $^1/_2$ HED.

III. Die präoperative Bestrahlung.

Zur Vermeidung von Impfmetastasen und Verschleppung von Carcinomzellen während der Operation ist es sehr günstig, das Carcinombereich 3 Wochen vor der Operation zu bestrahlen, wobei vor allem die Formel für einzeitige Bestrahlung in Frage kommt (siehe oben). Zweck: Lähmung der Zellen, Hemmung ihrer Teilungsfähigkeit, Beseitigung von begleitender Entzündung, Geschwürsbildung und Jauchung.

Cholecystitis, Cholelithiasis siehe Gallenblasenkrämpfe.

Cephalaea.

Manche Fälle namentlich von „Druck“- und posttraumatischem Kopfschmerz können weitgehend gebessert werden. Migräne meist unbeeinflußbar.

Wirkungsmechanismus: Unbekannt, vielleicht Behebung von Gefäßspasmen oder Herabsetzung der Liquorsekretion.

Prognose: a) Resultat der Behandlung: In vielen Fällen Linderung und Seltenerwerden bis zu völligem Aufhören der Kompfschmerzen.

b) Dauer der Behandlung: 1—2 Monate.

c) Verlauf: Meist allmähliche, selten plötzliche Besserung.

Begleit- und Folgeerscheinungen: Meist keine. Selten reaktive Schmerzsteigerung.

Adjuvierende Behandlung: Keine.

Kontraindikationen: Keine.

Behandlungsformel: $2\text{—}4\ f \uparrow^{30}_{p_1} ({}^{100-150 \rightarrow 180}/_{0,5}\, z\, P_{1-2})\ 3\text{—}4.$

Felder: Die beiden Schläfefelder, eventuell noch Stirn und Hinterkopf.

Clavus.

Kommt nur für sehr hartnäckige, operativ nicht dauernd behebbare und schmerzhafte Fälle in Betracht.

Wirkungsmechanismus: Zellzerstörung.

Prognose: a) Resultat der Behandlung: Restitutio ad integrum.

b) Dauer der Behandlung: Nur 1 Bestrahlung.

c) Verlauf: Häufig läßt sich schon etwa 2 Wochen nach der Bestrahlung der Clavus leicht mit dem Fingernagel herausheben, in anderen Fällen kommt es durch allmähliche Abschilferung zur Heilung.

Begleit- und Folgeerscheinungen: Mitunter in der 2. Woche nach der Bestrahlung heftige Schmerzen.

Adjuvierende Behandlung: Keine notwendig.

Kontraindikationen: Keine.

Behandlungsformel:[1] $1\,f\uparrow^{25-30}\,(\overset{\longrightarrow\,160}{800-1000}/_{2})$ 1.

Scharfe Abdeckung der gesunden Umgebung am Rande des Clavus wie beim Epitheliom (siehe Epitheliom).

Bei Erfolglosigkeit der Behandlung oder Rezidiv darf die Bestrahlung auf keinen Fall wiederholt werden! Gefahr schwerer Spätschädigung! Bei inflammiertem Clavus Bestrahlung mit Entzündungsdosen (siehe bei Entzündung).

Condylomata acuminata.

Die Röntgenbehandlung ist besonders in den Fällen von blumenkohlartiger Wucherung und von starker Ausbreitung der Kondylome indiziert, bei denen die Operation Schwierigkeiten bereitet.

Wirkungsmechanismus: Zellzerstörung.

Prognose: a) Resultat der Behandlung: Fast ausnahmslos prompte Heilung.

b) Dauer der Behandlung: Effekt selten schon etwa 14 Tage nach einer einzigen Bestrahlung, häufiger 1—3 Wiederholungen in Abständen von je 4—6 Wochen notwendig.

c) Verlauf: Rasch fortschreitende Verkleinerung, etwa 14 Tage nach der ersten Bestrahlung beginnend.

Begleit- und Folgeerscheinungen der Behandlung: Keine.

Adjuvierende Behandlung: Keine notwendig.

Kontraindikationen: Keine.

Behandlungsformel:[1] $1\,f\uparrow^{30}(\overset{\longrightarrow\,160}{400}/_{4}\,P_{4-6})$ 1—4.

Exakte Abdeckung der Hoden: Einwickeln des Scrotums in

[1] Siehe Allgemeinen Teil.

ein tütenförmig gefaltetes Bleiblech oder „Scrotumkapsel“ zum Schutze gegen die Körperstreustrahlung!

Congelatio (siehe auch Perniones).

Es sprechen nur die akuten und subakuten, mit Rötung, Schwellung, eventuell Exulzeration einhergehenden Erfrierungen an. Chronische, sich nur durch Blaurotfärbung manifestierende, auf Gefäßlähmung beruhende Fälle sind unbeeinflußbar.

Wirkungsmechanismus: Beseitigung des entzündlichen Infiltrates.

Prognose: a) Resultat der Behandlung: Abgesehen von durch Abstoßung nekrotischer Partien bedingten Defekten restitutio ad integrum.

b) Dauer der Behandlung: 2—3 Wochen.

c) Verlauf: Manchmal nach vorübergehender Hyperämie und Schwellung rasche Abstoßung der nekrotischen Partien, Rückgang des Fiebers, Reinigung und schließlich Überhäutung der Wunden.

Begleit- und Folgeerscheinungen der Behandlung: Mitunter vorübergehende reaktive Schwellung und Zunahme der Schmerzen.

Adjuvierende Behandlung: Bei Exulzeration aseptischer Wundverband.

Kontraindikationen: Ausgedehnte Gangrän, die eine Amputation notwendig macht.

Behandlungsformel:[1] $x\,f\uparrow^{30}({}^{50-\overset{\rightarrow 120}{100}}/_{1-2}\,P_1)$ 1—3.

Conjunctivitis eczematosa siehe Tuberkulose der sichtbaren Schleimhäute.

Cushingsche Krankheit siehe Hypophysentumor.

Dermatitis papillaris capillitii siehe Folliculitis scleroticans.

Dysbasia angiosclerotica siehe Akro-Angioneurosen.

Dysmenorrhoe wie klimakterische Beschwerden.

Ekzem.

Zur Behandlung geeignet sind alle subakuten und chronischen Fälle (auch Intertrigo). Ausgezeichnet reagiert meist

[1] Siehe Allgemeinen Teil.

auch das Kinderekzem („Vierziger"). Der Erfolg ist sehr häufig vollständig und vor allem bedeutend prompter als der aller komplizierter Salbenbehandlungen.

Wirkungsmechanismus: Depressorische, vielleicht entzündungswidrige Wirkung bei großer Strahlenempfindlichkeit des Gewebes.

Prognose: a) Resultat der Behandlung: In vielen Fällen restitutio ad integrum. Rezidive nicht ausgeschlossen, reagieren jedoch immer wieder gut auf Bestrahlung. Vereinzelte Fälle verhalten sich völlig refraktär.

b) Dauer der Behandlung: Mitunter genügt eine Sitzung, Erfolg 8—14 Tage nachher; eventuell Wiederholungen nach 1—2 Wochen, in diesem Fall Gesamtdauer bis zum Effekt etwa 2—6 Wochen.

c) Verlauf: Manchmal kurz nach der Bestrahlung Steigerung des Juckreizes, 1—2 Tage später jedoch meist vollkommenes Sistieren desselben, dann Schwinden der Hyperkeratosen, Überhäutung von Rhagaden und nässenden Flächen, Rückbildung von Infiltrationen binnen 8—10 Tagen.

Begleit- und Folgeerscheinungen der Behandlung: Keine.

Adjuvierende Behandlung: Gewöhnlich keine notwendig, eventuell Salben.

Kontraindikationen: Akutes Ekzem.

Behandlungsformel:[1] $x\,f\uparrow^{30}_{p_0-1}\,(^{100-150}\overset{\rightarrow 120}{/}_{1}\,P_{1-3})$ 1—3.

Je frischer der Fall, desto kleiner die Dosis. P steigend. Bei Rezidiven Vorsicht! Nicht zu häufig wiederholen! Maximale Gesamtdosis im Laufe der Jahre 1500 r pro Hautstelle.

Beim Kinderekzem maximal 50 r pro Stelle. Bestrahlung immer ohne Abdeckung der Hautfelder gegeneinander.

Entzündungen (akute).

Namentlich bei durch Kokken hervorgerufenen Entzündungen häufig ganz überraschender Erfolg. Besonders gut reagieren außer den Hautentzündungen (Erysipel, Phlegmone, Schweißdrüsenabszeß, Paronychie, Furunkel) die akuten und subakuten Entzündungen des weiblichen Genitales (Parametritis, Salpingitis, Oophoritis, Bartholinitis) weiter die Mastitis, die Prostatitis und manche, namentlich postoperative Pneumonien,

[1] Siehe Allgemeinen Teil.

ferner Periodontitis und Periostitis. Auch bei manchen Augenentzündungen (Ulcus corneae, sympathische Ophthalmie) lassen sich, wie allerdings noch nicht sehr reichliche Erfahrungen zeigen, gute Erfolge erzielen. Je frischer die Entzündung, desto rascher und sicherer der Erfolg (siehe auch unter „Dauer der Behandlung“).

Wirkungsmechanismus: Nachgewiesen ist Erhöhung der Baktericidie im Blute, vielleicht nach primärer Zerstörung der Leukozyten im entzündlichen Infiltrat und Ausschwemmung von Antikörpern aus den zerfallenen Zellen. Es gibt aber auch andere Erklärungsversuche.

Prognose: a) Resultat der Behandlung: Häufig rasche Heilung.

b) Dauer der Behandlung: In ganz frischen Fällen genügt oft 1 Bestrahlung. Sonst sind mehrere Wiederholungen mit 2—8tägigen Pausen notwendig. Verschiedene Lokalisationen verhalten sich verschieden (siehe auch bei „Furunkel“, „Hydroadenitis“, „Mastitis“, „Paronychie“, „Periodontitis“, „Phlegmone“, „Prostatitis“).

c) Verlauf: Es kommt entweder zu rascher spontaner Resorption; das manifestiert sich außer im Rückgang der lokalen Erscheinungen oft in kritischem Abfall der Temperatur; oder es kommt zu rascher zentraler Einschmelzung; das ist dann außer durch Fluktuation an einem plötzlichen Temperaturanstieg, Schmerzsteigerung und Zunahme der Schwellung kenntlich.

Begleit- und Folgeerscheinungen der Behandlung: Mitunter rasch vorübergehende reaktive Steigerung aller Erscheinungen wenige Stunden nach der Bestrahlung.

Adjuvierende Behandlung: Falls bei dem zweiten oben geschilderten Verlaufstypus (zentrale Einschmelzung) nicht rasch spontaner Durchbruch erfolgt, ist eine Stichinzision erforderlich.

Kontraindikationen: Abgesackte Abszesse im Peritoneum. Zweifelhaft sind die Erfolge bei Entzündungen in starren Knochenhöhlen (Nebenhöhlenentzündungen, Otitis media).

Behandlungsformel:[1]

$$1\text{—}x\,f\uparrow^{30}_{p_{0-1}} \left({}^{50-100}/_{2\,\mathrm{Al}-0{,}5\,\mathrm{Z}}\,\overset{\rightarrow\ 160-180}{\mathrm{P}}_{2\,\mathrm{Tage}-1\,\mathrm{Woche}}\right)\ 1\text{—}10.$$

Siehe auch bei den einzelnen Lokalisationen!

---

[1] Siehe Allgemeinen Teil.

Herddosis zirka $^{1}/_{10}$ HED.

Filter je nach Tiefe des Herdes.

Epididymitis gonorrhoica siehe Gonorrhoe.

Epikondylitis.

Diese auch als „Tenniskrankheit" bezeichnete, auch bei Schwerarbeitern nicht allzu selten vorkommende, sich durch hochgradige Druckschmerzhaftigkeit des Epikondylus lateralis (selten medialis) des Ellbogens manifestierende (der Röntgenbefund ist meist negativ), durch die starken Schmerzen und die Beweglichkeitseinschränkung oft zu Arbeitsunfähigkeit führende Erkrankung, spricht meist ausgezeichnet auf die Bestrahlung an.

Wirkungsmechanismus: Wie bei Entzündungen.

Prognose: a) Resultat der Behandlung: Meistens völlige Heilung.

b) Dauer der Behandlung: 1—4 Wochen.

c) Verlauf: Oft schon nach 1 Bestrahlung bedeutende Besserung, nach mehreren Bestrahlungen restitutio ad integrum.

Begleit- und Folgeerscheinungen: Selten reaktive Schmerzsteigerung.

Adjuvierende Behandlung: Bei starken Schmerzen Schonung des Ellbogens.

Kontraindikationen: Keine.

Behandlungsformel:[1] $1\,f\uparrow^{30}(\overset{\rightarrow 180}{^{100}/_{0{,}5\,Z}}\,P_1)$ 1—4.

Epilepsie.

Diese vielfach empfohlene Indikation spricht nach eigener Erfahrung nicht gut an.

Empfohlene Technik wie bei Cephaläa (siehe daselbst).

Epitheliom.

Therapie der Wahl! Nur Radium gleichwertig. Schwierigkeiten bereiten wegen ihrer oft geringen Strahlenempfindlichkeit oft die zu schweren Destruktionen neigenden Hautkrebse, die auf den Knorpel bzw. das Periost übergegriffen haben (Nase, Ohrmuschel), doch sind auch bei ihnen Heilungen durch Röntgen- oder Radiumbestrahlung möglich.

---

[1] Siehe Allgemeinen Teil.

Wirkungsmechanismus: Zerstörung der Carcinomzellen.

Prognose: a) Resultat der Behandlung: Meist restitutio ad integrum mit zarter, kaum sichtbarer Narbe.

b) Dauer der Behandlung: 1—4 Monate.

c) Verlauf: Bei Exulzeration zunächst schnelle Überhäutung, dann Schwinden der Infiltration; kleinste, an den Randpartien nach Epithelisierung des Ulcus zurückbleibende Knötchen und zarte, wallartige Säume müssen beachtet und weiter der Bestrahlung zugeführt werden.

Begleit- und Folgeerscheinungen der Behandlung: Außer durch Lokalisation bedingte (z. B. Epilation bei Sitz der Erkrankung an behaarter Stelle; bei hochempfindlichem E., bei dem man mit kleinen Strahlenmengen auskommt, Rückbildung der Haare möglich) keine.

Adjuvierende Behandlung: Bei Exulzeration aseptischer Verband.

Kontraindikationen: Keine.

Behandlungsformel:[1] $1\,f\updownarrow^{30}(^{500}/_{2-4}\overset{\rightarrow 160}{P}_{1\,Tag})\;3.$

Eventuell notwendig Wiederholung dieser Serie frühestens nach 2 Monaten. Scharfe Abdeckung der gesunden Umgebung am Rande des Epithelioms. Bei solcher erzeugt die starke Überschreitung der Erythemdosis keinerlei Hautschädigung, da die bestrahlte Stelle von der geschonten Umgebung aus miternährt wird.

Epulis siehe Ostitis fibrosa localisata.

Erysipel siehe Entzündungen.

Erythema induratum siehe Tuberkulose.

Erythema nodosum wie E. induratum.

Favus.

Therapie der Wahl!

Wirkungsmechanismus: Lange dauernde Epilation durch Schädigung der Haarpapille; dadurch Entziehung des Bodens für den Pilz. Dieser selbst wird durch die Strahlen nicht beeinflußt.

Prognose: a) Resultat der Behandlung: Epilation, durch die die Krankheit oft geheilt ist, mitunter Nachbehandlung notwendig (siehe unten).

---

[1] Siehe Allgemeinen Teil.

b) Dauer der Behandlung: Meist nur eine Bestrahlungsserie (1 Tag oder einige Tage hintereinander) notwendig, Effekt nach 2—3 Wochen.

c) Verlauf: Ohne Reaktion Lockerung der Haare nach etwa 10—14 Tagen, Epilation in 3 Wochen beendet, worauf der Krankheitsprozeß meist spontan ausheilt. Nachwachsen der Haare gewöhnlich frühestens 6 Wochen nach der Epilation, Defekte nur, wo die Haarwurzeln durch den Krankheitsprozeß zerstört wurden.

Begleit- und Folgeerscheinungen der Behandlung: Mitunter, besonders bei Kindern (nicht sehr häufig) Erbrechen wenige Stunden nach der Bestrahlung (belanglos). Vergeht schnell. Behandlung nicht notwendig.

Adjuvierende Behandlung: Vorherige Erweichung der Scutula unterstützt den Erfolg, ist jedoch nicht notwendig. Manchmal Nachbehandlung mit Jodtinktur und Wilkinson nötig. (Ehrmann-Perutz, siehe dermatologische Lehrbücher.)

Kontraindikationen: Keine.

Behandlungsformel:[1] $7\,f \uparrow^{30}_{p_{0-1}} \overset{\rightarrow 120}{(^{300}/_{2})}\ 1.$

Die 7 Felder sind: Fronto-temporal, temporal, parietooccipital je rechts und links und bregmal. Überkreuzung der Felder. Bei Kindern Aufteilung auf 3 Sitzungen an 3 aufeinanderfolgenden Tagen.

Fistula tuberculosa.

Verhält sich im allgemeinen wie der kalte Abszeß (siehe Abscessus frigidus). Sehr große Schwierigkeiten bereitet oft die Analfistel. Es gibt wohl Fälle, die nach monate- bis jahrelanger Behandlung (in den späteren Stadien große Pausen notwendig!) schließlich ausheilen, sehr häufig bleibt aber auch die Röntgenbehandlung wirkungslos.

Andersartige Fisteln wie bei Entzündungen und Osteomyelitis.

Folliclis siehe Tuberkulose.

Folliculitis scleroticans nuchae.

Wirkungsmechanismus: Zellzerstörung.

Prognose: a) Resultat der Behandlung: Oft restitutio ad integrum. Einzelne Fälle refraktär.

---

[1] Siehe Allgemeinen Teil.

b) Dauer der Behandlung: 1—2 Monate.

c) Verlauf: Rasches Schwinden des keloidartigen Wulstes.

Begleit- und Folgeerscheinungen der Behandlung: Keine.

Adjuvierende Behandlung: Bei vereiterten Follikeln Vorbehandlung mit $2^0/_0$igem Resorcin und Zerstörung der vereiterten Haarbälge mit dem Thermokauter (Ehrmann).

Kontraindikationen: Keine.

Behandlungsformel:[1] $1\,f\uparrow^{30}({}^{300}/_{4}\,P_{3-4})$ 2—3.

Fungus siehe Tuberkulose.

Furunkel.

Je früher die Bestrahlung, desto sicherer und rascher der Effekt. Besonders schöne und prompte Erfolge bei den so gefährlichen Oberlippenfurunkeln!

Wirkungsmechanismus: Primär vielleicht Zerstörung der Infiltratleukozyten mit Ausschwemmung von Antikörpern. Auch eine Erhöhung der Baktericidie wird angenommen.

Prognose: a) Resultat der Behandlung: In einer beträchtlichen Anzahl von Fällen restitutio ad integrum.

b) Dauer der Behandlung: Oft nur eine Sitzung notwendig; Effekt wenige Tage später. Manchmal 1—3 Wiederholungen in Abständen von wenigen Tagen.

c) Verlauf: Nach vorübergehender Zunahme der Entzündungen meist schnelle Resorption, manchmal Abszeßbildung.

Begleit- und Folgeerscheinungen der Behandlung: Keine.

Adjuvierende Behandlung: Bei Vereiterung Inzision. Gut ist die Isolierung der einzelnen Furunkel durch aufgeklebtes Uhrglas.

Kontraindikationen: Bereits eingetretene Suppuration macht vorherige Stichinzision notwendig.

Behandlungsformel:[1] $1\,f\uparrow^{30}({}^{50-100\,\overset{\rightarrow 160}{}}/_{2}\,P_{3-4\,\text{Tage}})$ 1—4.

Je stärker die Allgemeinerscheinungen (Fieber, Schmerzen, kollaterales Ödem), desto kleiner die Dosis.

Gallenblasenkrämpfe.

Bei Krämpfen aus verschiedenen Ursachen mitunter ein gutes symptomatisches Mittel.

---

[1] Siehe Allgemeinen Teil.

Wirkungsmechanismus: Wahrscheinlich Beseitigung von Entzündungen und Spasmen.

Prognose: a) Resultat der Behandlung: Sistieren der Anfälle, auch wenn sie gehäuft aufgetreten sind. Dauer der Schmerzfreiheit Tage bis Jahre.

b) Dauer der Behandlung: Eine Serie (zwei Bestrahlungen in Pausen von 2—3 Tagen) genügt in den gut ansprechenden Fällen, Effekt kurz nach der Bestrahlung.

c) Verlauf: Ohne reaktive Steigerung schwinden die Schmerzen in den günstigen Fällen 1—2 Tage nach der Bestrahlung.

Begleit- und Folgeerscheinungen der Behandlung: Keine.

Hauptbehandlung: Die übliche kausale interne Behandlung.

Kontraindikationen: Vitale Indikation zur Operation.

Behandlungsformel:[1] $2\,f\uparrow^{30}_{p_8}(\overrightarrow{^{100}/_{0,5}z}^{\,180})\ 1.$

Herddosis zirka $^1/_{10}$ HED.

Felder: Oberbauch rechts und Mitte.

Gastro-Enteroanastomosen, schlechtfunktionierende.

Wenn die schlechte Funktion der Anastomose nicht auf anatomischer Grundlage beruht (hohe Lage, Adhäsionen), sondern auf Spasmen an der Anastomosenstelle (was häufig der Fall zu sein scheint), kann man vorzügliche Resultate erzielen.

Wirkungsmechanismus: Beseitigung von Spasmen, vielleicht durch Beeinflussung der Nervenendigungen.

Prognose: a) Resultat der Behandlung: Häufig restitutio ad integrum.

b) Dauer der Behandlung: 1—2 Monate.

c) Verlauf: Häufig schon etwa 1—2 Tage nach der ersten Bestrahlung, manchmal erst nach Wiederholung Schwinden der subjektiven Beschwerden. Die Anastomose wird gut durchgängig, was sich röntgenoskopisch kontrollieren läßt.

Begleit- und Folgeerscheinungen der Behandlung: Selten leichter Röntgenkater.

Adjuvierende Behandlung: Nüchtern vor und einige Stunden nach der Bestrahlung.

---

[1] Siehe Allgemeinen Teil.

Kontraindikationen: Bedrohliche Ileuserscheinungen, die einen raschen Eingriff notwendig machen.

Behandlungsformel:[1]

$$2\,f\uparrow^{35}_{15\times15}\,p_1\,[(\overset{\longrightarrow 180}{100-150}/_{0,5}\,z\,P_{1\,Tag})\,2\,P_2]\;1—2.$$

Felder: Oberbauch vorne und hinten.

Herddosis zirka $^1/_5$ HED.

Gonorrhoe.

Gute Indikationen sind: Arthritis, Prostatitis, Spermatocystitis, Epididymitis und Lymphadenitis gon.; Versuch auch bei Metritis und Adnexgonorrhoe; diese heilen jedoch häufig erst nach temporärer Sterilisierung aus (siehe Metropathie).

Wirkungsmechanismus: Wie bei anderen „Entzündungen" (siehe Entzündungen). Eine direkte Beeinflussung der Gonokokken findet nicht statt.

Prognose: a) Resultat der Behandlung: Häufig restitutio ad integrum.

b) Dauer der Behandlung: Bei den günstigen Lokalisationen (siehe oben) oft schon nach 1 Serie[1] Heilung, besonders bei den akuten Formen. Je frischer der Prozeß, desto rascher im allgemeinen der Erfolg.

c) Verlauf: Meist nach vorübergehender Exacerbation der entzündlichen Erscheinungen rasches Schwinden der Schmerzen und Rückgang der Schwellung bis restitutio ad integrum.

Begleit- und Folgeerscheinungen der Behandlung: Bei doppelseitiger Epididymitis Azoospermie, die jedoch auch als Folge des Krankheitsprozesses auftreten würde. Die Bestrahlungsazoospermie muß aber nicht dauernd sein; ja es kann durch die rasche Kupierung des Entzündungsprozesses eine Dauerschädigung verhütet werden.

Kontraindikationen: Keine.

Behandlungsformel:[1] $1—2\,f\uparrow^{30}_{p_{1-2}}\,(\overset{\longrightarrow 180}{100}/_{0,5}\,z\,P_{1-2})\;2—3.$

Herddosis zirka $^1/_{10}$ HED.

Bei Unterbauchbestrahlung exakter Hodenschutz: Einwickeln des Scrotums in tütenförmig gefaltetes Bleiblech oder „Scrotumkapsel". Bei einseitiger Epididymitis exakter Schutz des gesunden Hodens!

---

[1] Siehe Allgemeinen Teil.

Hämangiom.

Sowohl die flachen (Nävi) als auch die kavernösen reagieren in einzelnen Fällen sehr gut auf Röntgenbestrahlung, doch gibt es viel häufiger Versager. Radiumbestrahlung oft erfolgreicher.

Wirkungsmechanismus: Die Strahlen bewirken durch Schädigung des Endothels einen Verschluß der Gefäße.

Prognose: a) *Resultat der Behandlung*: Abblassen der flachen, starke Abflachung der kavernösen Angiome bis restitutio ad integrum; vollkommene Versager jedoch nicht selten.

b) *Dauer der Behandlung*: 3—4 Monate.

c) *Verlauf*: Nach einigen Bestrahlungen langsame Rückbildung.

Begleit- und Folgeerscheinungen der Behandlung: Nach lang dauernder Behandlung mitunter leichte Atrophie der Haut und vereinzelte Teleangiektasien.

Adjuvierende Behandlung: Keine.

Kontraindikationen: Keine.

Behandlungsformel:[1] $1\,f\uparrow[(^{200}/_{4}\overset{\rightarrow 160}{P}_{1\,Tag})\,3\,P_6]\;2-3$.

Falls nach zwei Serien[1] kein Erfolg, Behandlung als zwecklos aufgeben.

Hämoptoe siehe *Hämorrhagische Diathese*.

Hämorrhagische Diathese.

(*Hämophilie, Purpura, Morbus maculosus Werlhofii, Menorrhagie, Hämoptoe*, ferner *parenchymatöse Blutungen*.)

Die Bestrahlung von Milz und Leber kommt therapeutisch bei den oben genannten Erkrankungen, sowie prophylaktisch vor einer Operation in Betracht.

Wirkungsmechanismus: Erhöhung der Blutgerinnbarkeit, wahrscheinlich Fermentausschwemmung aus den durch die Röntgenstrahlen zerstörten, sehr empfindlichen weißen Blutkörperchen in den Milzfollikeln und der Leber, bzw. anderen zerstörten Zellen.

Prognose: a) *Resultat der Behandlung*: Vorübergehende Erhöhung der Blutgerinnbarkeit. M. maculosus scheint auszuheilen. Bei Metro- und Menorrhagien (siehe das) mitunter dauernde Regelung der Menses.

---

[1] Siehe Allgemeinen Teil.

b) Dauer der Behandlung: 1 Bestrahlungsserie (4 Tage), eventuell mehrere Wiederholungen mit 2—4wöchentlichen Pausen.

c) Verlauf: Zirka 24 Stunden nach der Bestrahlung steigt die Gerinnbarkeit des Blutes stark an.

Begleit- und Folgeerscheinungen der Behandlung: Manchmal leichter Röntgenkater.

Adjuvierende Behandlung: Die übliche symptomatische.

Kontraindikationen: Arterielle Blutungen.

Behandlungsformel:[1] $4\,f \uparrow^{35}_{p_1} (^{150}/_{0,5}\,z \overset{\rightarrow\,180}{P}_{2-4})$ 1—3.

Herddosis zirka $^1/_5$ HED.

Felder: Milz und Leber von vorne und hinten, abwechselnd.

Herpes tonsurans wie Trichophytie.

Herpes zoster siehe Neuralgie.

Hirntumor.

Bestrahlung bei inoperablen Fällen und dort, wo keine klare oder dringliche Operationsindikation besteht, angezeigt.

Wirkungsmechanismus: Die Strahlen wirken auf das Tumorgewebe (Sarkom, Gliom) zerstörend (siehe auch Hypophysentumor).

Prognose: a) Resultat der Behandlung: Häufig Besserung der Symptome. Auch Heilungen sind schon in größerer Zahl beschrieben.

b) Dauer der Behandlung: Mehrere Monate bei Fällen, die auf die Bestrahlung ansprechen.

c) Verlauf: Langsame Besserung.

Begleit- und Folgeerscheinungen der Behandlung: Häufig wenige Stunden bis 1 Tag nach der Behandlung Steigerung der Hirndrucksymptome, besonders Kopfschmerzen, Erbrechen, die nach einigen Stunden abklingt. Man kann diese „Frühreaktion" jedoch durch eine palliative Trepanation vermeiden.

Adjuvierende Behandlung: Die übliche symptomatische. Bei Hirndrucksteigerung ist vor Beginn der Röntgenbehandlung eine palliative Trepanation dringend anzuraten.

---

[1] Siehe Allgemeinen Teil.

Kontraindikationen: Operabilität, besonders wenn schon eine beginnende Opticusatrophie feststellbar ist.

Behandlungsformel:[1]

$$4\text{—}5\,f\uparrow_{p_{1-2}}\left({}^{150-\overset{\rightarrow 180}{200}}/_{0,5\,Z}\,P_{1-2\,\text{Tage}}\right)\ 5\text{—}20.$$

Je schwerer die Erscheinungen, namentlich die Hirndrucksymptome, desto kleiner die Einzeldosis. Bei reaktiver Steigerung p so lange, bis diese abgelaufen ist. Die Zahl der Bestrahlungen hängt von der Art des Tumors und dem Verlaufe der Erkrankung ab. Wiederholung der Serie bei Bedarf frühestens nach 3—6 Monaten je nach Höhe der verabfolgten Gesamtdosis.

Hydroadenitis.

Die Bestrahlung ist dringend sofort nach Beginn der Erkrankung anzuraten. Verschleppte, lange Zeit chirurgisch vorbehandelte Fälle bedürfen oft einer sehr lang dauernden Röntgenbehandlung.

Wirkungsmechanismus: Siehe bei „Entzündungen". In chronischen Fällen außerdem teilweise Verödung der Schweißdrüsen.

Prognose: a) Resultat der Behandlung: Meistens völlige Heilung. Doch kommen Rezidive vor.

b) Dauer der Behandlung: 1 Woche bis mehrere Monate.

c) Verlauf: Siehe bei „Entzündungen".

Begleit- und Folgeerscheinungen der Behandlung: Manchmal reaktive Steigerung der Entzündungserscheinungen.

Adjuvierende Behandlung: Antiphlogistische Umschläge. Bei Perforation Salbenverband. Bei Abszeßbildung Stichinzision. Kein Jodanstrich!

Behandlungsformel:

$$1\text{—}2\,f\uparrow^{30}_{p_{0-1}}\left({}^{100-250}/_{4}\,P_{4\,\text{Tage}-4\,\text{Wochen}}\right)\ 1\text{—}6.$$

Bei frischen Fällen kleine Dosis, bei verschleppten sind oft größere Dosen bei längeren Pausen notwendig.

Hyperazidität.

Bei der reinen Form ohne organische Grundlage oft gute Erfolge.

---

[1] Siehe Allgemeinen Teil.

Wirkungsmechanismus: Die Heilwirkung der Strahlen beruht auf einer Herabsetzung der Funktion der Drüsen.

Prognose: a) Resultat der Behandlung: Es scheint sehr oft restitutio ad integrum einzutreten; normale Aziditätswerte, Schwinden der subjektiven Erscheinungen.

b) Dauer der Behandlung: 1—3 Monate, Effekt kurz darauf.

c) Verlauf: Zunächst vorübergehende Senkung der Aziditätswerte, mitunter Hyp- oder Anazidität, dann bleibende normale Azidität; Rezidiv kommt vor.

Begleit- und Folgeerscheinungen der Behandlung: Manchmal leichter Röntgenkater.

Adjuvierende Behandlung: Der Patient ist nüchtern zur Bestrahlung zu schicken; nachher einige Stunden nüchtern bleiben! Sonst die übliche Diätbehandlung.

Behandlungsformel:[1]

$$2f\uparrow^{35}_{15\times 15} p_1 [(^{\overrightarrow{100-150}\,180}/_{0{,}5\,z}\, P_{1\,\mathrm{Tag}})\, 2\, P_2]\ 1\text{—}2.$$

Herddosis zirka $^1/_4$ HED.

Felder: 1 vorne, 1 hinten über der Magengegend, jedes in 1 Serie 2mal zu bestrahlen.

Hyperhidrosis.

Nur die lokalisierten Formen (Hände, Füße, Axillen) zur Bestrahlung geeignet, und zwar nur die Fälle mit kontinuierlichem Schwitzen, nicht die rein nervös verursachten, anfallsweise auftretenden.

Wirkungsmechanismus: Der Erfolg beruht auf Schädigung der Schweißdrüsenzellen mit konsekutiver Atrophie der Drüse.

Prognose: a) Resultat der Behandlung: In den meisten Fällen restitutio ad integrum.

b) Dauer der Behandlung: 2—6 Monate.

c) Verlauf: Allmähliche Verminderung der Schweißsekretion.

Begleit- und Folgeerscheinungen der Behandlung: Mitunter bleibende leichte Rauhigkeit der Haut, sonst keine.

Adjuvierende Behandlung: Keine.

Kontraindikationen: Keine.

---

[1] Siehe Allgemeinen Teil.

Behandlungsformel:[1] $1\text{—}4\,f\uparrow^{30}_{p_{0-1}}\left({}^{400-\overset{\rightarrow 160}{450}}/_{4}\,P_{4-8}\right)\,3\text{—}5.$
P_4 nur zwischen den beiden ersten Serien, dann steigend.

Hypernephrom wie Carcinom.

Die Röntgenbestrahlung führt hier, vielleicht durch eine Art „Entgiftung“ des Tumors, öfters ohne wesentliche Verkleinerung der Geschwulst zu beträchtlicher Besserung des Allgemeinbefindens; man kann die Patienten auf diese Weise viele Jahre am Leben erhalten.

Hyperthyreose siehe Morbus Basedowii.

Hypertrichosis.

Die Röntgenbestrahlung dieser Erkrankung ist schwierig, erfordert viel Erfahrung und exakteste Arbeit. Sie sollte nur in verzweifelten Fällen durchgeführt werden.

Wirkungsmechanismus: Die Strahlen zerstören Haarbalg, Wurzelscheide und Haarpapille.

Prognose: a) Resultat der Behandlung: In den günstigen Fällen dauernde Epilation. Bei Lanugohaaren kein Effekt. Je steifer das Haar, desto besser der Erfolg, dunkle Haare sind meist empfindlicher als helle, pathologische Rumpfbehaarung empfindlicher als Barthaare. Epilation an den Beinen ist zu unterlassen (Ödeme nach öfterer Wiederholung der Bestrahlung beobachtet!). Ebenso dürfen wegen Gefahr von Allgemeinschädigungen größere Körperflächen nicht röntgenologisch enthaart werden.

b) Dauer der Behandlung: $^3/_4$—$1^1/_2$ Jahre, mit großen Pausen (siehe Behandlungsformel).

c) Verlauf: Schon 2—3 Wochen nach der ersten Bestrahlung kommt es meist zu fast völliger Epilation. Die Haare wachsen dann im Laufe der nächsten Wochen zum Teil wieder nach. Das wiederholt sich nach den nächsten Bestrahlungen, bis schließlich die Epilation eine dauernde ist. Wenn nach der ersten (richtig dosierten) Bestrahlung keine vorübergehende Epilation eintritt, soll man die Behandlung als aussichtslos abbrechen!

Begleit- und Folgeerscheinungen der Behandlung: Bei Epilation der Wangen (Mitbestrahlung der Parotis) mitunter nach jeder Bestrahlung Trockenheit im Munde, die

[1] Siehe Allgemeinen Teil.

sehr unangenehm werden kann; daher läßt man die präaurikularen Stellen immer unbestrahlt. Behandlung siehe Allgemeinen Teil: Frühreaktion der Speicheldrüsen. Leichte Spätschädigung der Haut, wie Trockenheit und vereinzelte Teleangiektasien lassen sich auch bei guter Technik nicht sicher vermeiden.

Adjuvierende Behandlung: Keine.

Kontraindikationen: Keine.

Behandlungsformel:[1] $2—4\, f\uparrow^{30}_{p_0—1} ({}^{400}/_4\, \overset{\rightarrow\ 160}{P}_{8\,\text{Monate}})\ 3—6$.

Bei Wangenbestrahlung zwischen rechts und links Pause von 1 Woche.

Hypophysentumor.

Bestrahlung bei Operationsverweigerung oder Inoperabilität indiziert; auch als Nachbehandlung bei operierten Tumoren ohne und mit Rezidiven. Aber auch bei operablen Fällen ist ein Bestrahlungsversuch gestattet, wenn nicht beginnende Opticusatrophie zu rascher Beseitigung der Geschwulst drängt. Es reagieren besonders die adenomatösen Wucherungen der Hypophyse gut. Zysten sind nicht beeinflußbar.

Wirkungsmechanismus: Zellstörung.

Prognose: a) Resultat der Behandlung: Häufig sehr weitgehende Besserung bis Heilung der durch Druck erzeugten (besonders der Sehstörungen), nicht selten auch der akromegalen Erscheinungen, die Symptome der Hypofunktion des Vorderlappens, wie Dystrophia adiposo-genitalis, hypophysärer Zwergwuchs und Simmonds'sche Kachexie scheinen aber unbeeinflußbar zu sein. Auch die Symptome der durch basophile Adenome erzeugen sogenannten Cushingschen Krankheit gehen nach den bisherigen Erfahrungen nach Röntgentherapie weitgehend zurück.

b) Dauer der Behandlung: Mehrere Wochen bis Monate.

c) Verlauf: Langsame Besserung.

Begleit- und Folgeerscheinungen der Behandlung: Selten wenige Stunden nach der Bestrahlung kurz dauernde Hirndrucksteigerung mit allen ihren Symptomen.

Adjuvierende Behandlung: Bei starken Kopfschmerzen Pyramidon oder ein anderes Analgeticum.

---

[1] Siehe Allgemeinen Teil.

Kontraindikationen: Dringliche Operationsindikation, also vor allem beginnende Opticusatrophie.

Behandlungsformel:[1]

$$3\text{—}5\,\mathrm{f}\uparrow^{35}_{p_1\text{—}3}\left(\overset{\longrightarrow\ 180}{{}^{150\text{—}200}/_{0{,}5\,\mathrm{z}}}\,P_{1\,\mathrm{Tag}}\right)\ 4\text{—}15.$$

p bei eventuell reaktiver Drucksteigerung verlängern. Einzeldosis zunächst um so kleiner, je höhergradig die Drucksymptome sind. Zahl der Bestrahlungen von der Art des Tumors (Adenom, Carcinom) und dem Verlauf während der Bestrahlung abhängig (siehe auch „Hirntumor").

Ichthyosis.

Erfahrungen gering, jedoch bei der Aussichtslosigkeit jeder anderen Therapie zum Versuch anspornend.

Wirkungsmechanismus: Zellstörung.

Prognose: a) Resultat der Behandlung: Schwinden der Hyperkeratosen.

b) Dauer der Behandlung: 1—3 Monate.

c) Verlauf: Langsames Schwinden der Hyperkeratosen. Rezidive nach mehreren Wochen oder Monaten.

Begleit- und Folgeerscheinungen der Behandlung: Keine.

Adjuvierende Behandlung: Keine.

Kontraindikationen: Keine.

Behandlungsformel:[1] $\mathrm{x\,f}\uparrow^{30}_{p_0\text{—}1}\left(\overset{\longrightarrow\ 160}{{}^{250}/_{2}}\,P_4\right)\ 2\text{—}4.$

Überkreuzung der Felder.

Induratio penis plastica.

Radiumbestrahlung hat hier meist besseren Effekt als Röntgen.

Wirkungsmechanismus: Zellstörung.

Prognose: a) Resultat der Behandlung: Oft weitgehender Rückgang der subjektiven Beschwerden, Verkleinerung, selten völliges Verschwinden der Induration.

b) Dauer der Behandlung: Mehrere Monate.

c) Verlauf: Langsamer Rückgang der Erscheinungen (siehe oben).

Begleit- und Folgeerscheinungen der Behandlung: Keine.

---

[1] Siehe Allgemeinen Teil.

Kontraindikationen: Keine.

Behandlungsformel: $1\,f\uparrow^{30}({}^{400}/_{0,5}\,z\overset{\rightarrow 180}{P}_{4-8})\;3—4.$

P steigend.

Herddosis zirka 1 HED.

Infiltrat (entzündliches) wie Entzündung.

In Betracht kommen u. a. die postoperativen Infiltrate mit sehr gutem Erfolg.

Interkostalneuralgie siehe Neuralgie.

Intertrigo siehe Ekzem.

Ischias siehe Neuralgie.

Karbunkel wie Furunkel.

Kardiospasmus siehe Spasmophilie des Magen-Darm-Traktus.

Keloid siehe Narbenkeloid.

Keratitis ekzematosa siehe Turberkulose der sichtbaren Schleimhäute.

Kerion Celsi siehe Trichophytie.

Kiefergranulom siehe Zahnwurzelgranulom.

Klimakterische Beschwerden.

Zur Behandlung geeignet sind sowohl die im natürlichen Klimakterium als auch die nach künstlicher Sterilisierung (operativ oder röntgentherapeutisch) auftretenden Erscheinungen. Zu bestrahlen ist in erster Linie die Hypophyse, bei Effektlosigkeit die Thyreoidea.

Wirkungsmechanismus: Reduktion der offenbar pathologisch gesteigerten Funktion der Hypophyse bzw. Thyreoidea.

Prognose: a) Resultat der Behandlung: Hauptsächlich Schwinden der Gefäßerscheinungen (Kongestionen, Schweißausbrüche, Herzklopfen, Kopfschmerzen, Parästhesien) meist nach 1—3 Bestrahlungsserien. Mitunter Rezidiv, das auf neuerliche Bestrahlung zurückgeht.

b) Dauer der Behandlung: 1—2 Monate.

c) Verlauf: Meist rasch fortschreitende Besserung.

Begleit- und Folgeerscheinungen der Behandlung: Keine.

Behandlungsformel: $2\,f \uparrow^{30}_{p_3} ({}^{100-150}/_{0,5}\, z\, \overset{\rightarrow 180}{P_{1-4}})$ 2—6. Herddosis zirka $^{1}/_{4}$ HED.

P steigend. Dosis für Thyreoidea $^{150}/_{4}$. Sonst wie oben.

Hautfelder: für Hypophyse: Schläfe rechts und links, Abdeckung der behaarten Haut, Zentralstrahl wie für Röntgenographie der Sella turcica; für Thyreoidea: Hals rechts und links.

Kraurosis vulvae wie Pruritus.

Larynxpapillom siehe Papilloma laryngis.

Leichentuberkel siehe Tuberkulose.

Leukämie (chronische).

Sowohl im Kampf gegen die myeloische, als gegen die lymphatische Leukämie sind die Röntgenstrahlen unsere stärkste Waffe. Allerdings ist die lymphatische Form in bezug auf die Dauer des Erfolges prognostisch günstiger. Nichtindiziert weil gefährlich ist die Bestrahlung bei akuter Leukämie. Hingegen sind die sub- und aleukämischen Formen zu bestrahlen.

Wirkungsmechanismus: Das leukämische Gewebe ist sehr strahlenempfindlich und wird schon durch kleine Strahlenmengen zerstört.

Prognose: a) Resultat der Behandlung: Zeitweilige weitgehende Besserung des Allgemeinzustandes bis zu völligem Wohlbefinden mit Wiederherstellung der Arbeitsfähigkeit. Auch Verlängerung des Lebens.

b) Dauer der Behandlung: Das ganze Leben hindurch mit großen (mehrmonatigen, eventuell jahrelangen) Pausen.

c) Verlauf: Gewöhnlich schon nach der ersten Serie[1] sehr bedeutende quantitative und qualitative Besserung des Blutbildes, mitunter quantitativ bis zur, ja sogar unter die Norm, starke Verkleinerung der Milz bzw. der Drüsen; Gewichts- und Kräftezunahme, Schwinden der subjektiven Beschwerden; nach 2—3 Serien häufig normale Leukozytenzahl, darunter jedoch immer mehr oder minder zahlreiche pathologische Formen; vollkommenes Wohlbefinden. Nach Wochen bis Monaten Rezidiv. In der späteren Zeit reagiert dieses immer schlechter auf die Bestrahlung, bis schließlich die Rezidive refraktär bleiben und der Exitus eintritt, und zwar bei der myeloischen Form meist früher als bei der lymphatischen.

Begleit- und Folgeerscheinungen der Behandlung: Mitunter Röntgenkater, jedoch nur leichten Grades (Symptome und Behandlung siehe allgemeinen Teil); Fieber am Tage der Bestrahlung, schnell ablaufend, selten.

Adjuvierende Behandlung: Meist keine notwendig. Eventuell Arsen, in den späteren Stadien Versuch mit Benzol. Blutbefund vor jeder neuen Serie![1]

Kontraindikationen: Keine.

Behandlungsformel:[1]

$$3\text{—}x\,f_{ad\,150}\uparrow^{30}_{p_1}\left(^{100-200}\overset{\rightarrow 180}{}/_{0,5\,Z}\,P_{5-8}\right)\ 1\text{—}x.$$

Herddosis zirka $^1/_4$—$^1/_3$ HED.

Hautfelder: Milz vorne, seitlich und hinten, bei großem Tumor eventuell je 2 Felder, bei lymphatischer Leukämie auch Drüsen. Bei Nichtreagieren auf die Milzbestrahlung in späteren Stadien Bestrahlung einzelner Skelettabschnitte. Bei rapidem Leukozytensturz bis zur Stabilisierung warten! Sonst P: solange der besterreichbare Zustand anhält.

In Fällen, die auf die Lokalbestrahlung nicht mehr reagieren, Versuch mit „Ganzbestrahlung“: auf die Vorder- und Hinterfläche des Körpers aus $1^1/_2$—2 m Distanz an 2 aufeinanderfolgenden Tagen je 25 r. Wiederholung nur unter Kontrolle des Blutbefundes und des Allgemeinbefindens.

Lichen chronicus Vidal wie Ekzem.

Lichen ruber planus.

Oft gute Wirkung!

Wirkungsmechanismus: Zellzerstörung, Beseitigung des entzündlichen Infiltrates.

Prognose: a) Resultat der Behandlung: In einem großen Prozentsatz restitutio ad integrum.

b) Dauer der Behandlung: Meist mehrere Bestrahlungen mit 1—2wöchentlichen Pausen notwendig.

c) Verlauf: Zunächst rasches Schwinden des Juckreizes, dann Resorption der Knötchen.

Begleit- und Folgeerscheinungen der Behandlung: Manchmal graubraune Pigmentierung, die langsam schwindet.

Adjuvierende Behandlung: Gewöhnlich keine notwendig, eventuell Arsen.

---

[1] Siehe Allgemeinen Teil.

Kontraindikationen: Keine.

Behandlungsformel:[1] $1{-}x\uparrow f^{30}_{p_{0-1}}\,(\overset{\rightarrow\,120}{{}^{100-150}/_{1\,Al}}\,P_{1-2})\;2{-}4.$

Überkreuzung der Felder!

Bei Erfolglosigkeit der Lokalbestrahlung Versuch mit Bestrahlung des zugehörigen Rückenmarkssegmentes. Formel: $1\,f\uparrow^{35}(\overset{\rightarrow\,180}{{}^{150}/_{0,5\,z}}\,P_1)\;3.$

Lipom.

Behandlung, die ziemlich langwierig ist, nur in Fällen zu versuchen, bei denen aus kosmetischen Rücksichten die Operation besser unterbleibt. Sistieren der Schmerzen sieht man nach Bestrahlung der einzelnen Tumoren bei der Lipomatosis dolorosa.

Wirkungsmechanismus: Das pathologische Fettgewebe wird durch die Strahlen allmählich reduziert.

Prognose: a) Resultat der Behandlung: Mäßige, mitunter bedeutende Verkleinerung des Tumors. Aufhören der Schmerzen (siehe oben).

b) Dauer der Behandlung: Mehrere Monate.

c) Verlauf: Nach den ersten Bestrahlungen schnelle, dann immer langsamere Verkleinerung.

Begleit- und Folgeerscheinungen der Behandlung: Leichte Pigmentierung der Haut.

Adjuvierende Behandlung: Keine.

Kontraindikationen: Keine.

Behandlungformel:[1]

$1{-}x\,f\uparrow^{30}_{p_1}[(\overset{\rightarrow\,180}{{}^{200}/_{0,5\,z}}\,P_{1\,Tag})\,3{-}4\,P_8]\;2{-}3.$

Herddosis etwa $^3/_4$ HED.

Falls nach 2 Serien keine wahrnehmbare Verkleinerung, aufgeben!

Lipomatosis dolorosa (Dercumsche Krankheit) siehe Lipom.

Lungentuberkulose siehe Tuberkulose.

Lupus vulgaris.

Für die Röntgentherapie geeignet sind die exulzerierende und die geschwulstbildende, weniger die reine Knötchenform, für welche Bestrahlung mit Finsenlampe besser ist. Sehr

---

[1] Siehe Allgemeinen Teil.

gute Erfolge auch bei Schleimhautlupus. Im allgemeinen ist jedoch die Röntgentherapie nur als adjuvierende Behandlung zu bezeichnen. Sie darf wegen der Gefahr von Spätschädigungen nur vorsichtig gehandhabt und nicht zu lange fortgesetzt werden.

Wirkungsmechanismus: Anscheinend Zellzerstörung, vielleicht mit spezifischer Toxinausschwemmung, Bindegewebsbildung. Keine Beeinflussung der Erreger.

Prognose: a) Resultat der Behandlung: Vernarbung der Ulcera, Schwinden der Tumoren.

b) Dauer der Behandlung: 2—6 Monate mit Unterbrechungen.

c) Verlauf: Manchmal nach vorübergehender Schwellung langsame Verkleinerung der Herde. Knötchen bleiben gewöhnlich zurück.

Begleit- und Folgeerscheinungen der Behandlung: Keine.

Hauptbehandlung: Alle übrigen Behandlungsmethoden. Nach der Röntgenbestrahlung eventuell zurückbleibende Knötchen mit Finsen nachbestrahlen. Sonst roborierende Therapie.

Kontraindikationen: Keine.

Behandlungsformel:[1] $x\,f\uparrow^{30}_{p_{0-1}}\,({}^{100}/_{2}\,\overset{\rightarrow 120}{P}_{1-3})$ 5—10.
P steigend.

Lymphogranulomatose (auch Mediastinaltumor).

Die Bestrahlung ist die einzige Möglichkeit, das Leben des Patienten — oft sehr bedeutend — zu verlängern.

Wirkungsmechanismus: Das sehr empfindliche pathologische Gewebe wird durch die Strahlen zerstört.

Prognose: a) Resultat der Behandlung: In einem sehr großen Teil der Fälle langdauernde Remissionen und Verlängerung des Lebens; ein kleiner Teil verhält sich refraktär, besonders die seltenen akuten Fälle. Völlige dauernde Heilung selten.

b) Dauer der Behandlung: Meist das ganze Leben hindurch mit mehrmonatigen, selten jahrelangen Pausen.

c) Verlauf: Gewöhnlich bald einsetzende, allmählich fortschreitende Besserung des Allgemeinbefindens und Verkleinerung der Tumoren, nach Wochen oder Monaten Rezidiv,

---

[1] Siehe Allgemeinen Teil.

das immer schlechter auf die Bestrahlung anspricht, bis schließlich in weitaus den meisten Fällen doch der Exitus eintritt.

Begleit- und Folgeerscheinungen der Behandlung: Kurz nach der Bestrahlung oft reaktive Schwellung der Tumoren. Bei Ausbreitung über beide Halsseiten mitunter kurz nach der Bestrahlung Trockenheit im Munde, die in seltenen Fällen mehrere Wochen anhalten kann. (Behandlung siehe Allgemeinen Teil: Frühreaktion der Speicheldrüsen.) Häufig vorübergehende Temperatursteigerung wenige Stunden nach der Bestrahlung.

Adjuvierende Behandlung: Arsen. Allgemeinbesonnung.

Kontraindikationen: Keine.

Behandlungsformel:[1] $1\text{—}x\ f\!\uparrow^{35}_{p_1}\left({}^{200}/_{0,5\,Z}\overset{\rightarrow 180}{P}_{1\,\text{Tag}}\right) 1\text{—}2\,P_{4-x}$.

Bei Rezidiven erweist sich oft eine Dosissteigerung als notwendig.

Herddosis etwa $^1/_2$—1 HED.

Bei Lokalisation im Mediastinum, namentlich bei bestehender Dyspnoe Rücksichtnahme auf frühreaktive Steigerung!

Lymphoma tuberculosum siehe Tuberkulose.

Lymphosarkom (auch Mediastinaltumor).

Therapie der Wahl!

Wirkungsmechanismus: Das meist sehr strahlenempfindliche Gewebe wird durch die Röntgenstrahlen zerstört.

Prognose: a) Resultat der Behandlung: In den meisten Fällen weitgehende, verschieden lange Zeit dauernde Besserung; Dauerheilungen äußerst selten, nur bei auf eine Stelle lokalisierten Tumoren, nicht bei der generalisierenden Lymphosarkomatose vorkommend.

b) Dauer der Behandlung: 3 Wochen bis mehrere Monate; bei rezidivierendem Lymphosarkom das ganze Leben hindurch mit großen Pausen.

c) Verlauf: Gewöhnlich schon nach der ersten Bestrahlung bedeutende Verkleinerung bis völliges Schwinden des Tumors. Beim Lymphosarkom des Mediastinums (Mediastinaltumor) rasches Schwinden der Ödeme, der Dyspnoe und der anderen Druckerscheinungen. Nach Wochen bis Monaten meist Rezidiv, abnehmende Röntgenempfindlichkeit.

[1] Siehe Allgemeinen Teil.

Begleit- und Folgeerscheinungen der Behandlung: Kurz nach der Bestrahlung häufig rasch vorübergehende Vergrößerung des Tumors; beim Mediastinaltumor mitunter vorübergehende Steigerung der Druckerscheinungen, Steigerung der Dyspnoe; sie kann jedoch durch richtige Technik vermieden werden. Fieber, wenige Stunden nach der Bestrahlung, meist nur 1 Tag, selten länger dauernd, nicht selten.

Adjuvierende Behandlung: Arsen.

Kontraindikationen: Keine.

Behandlungsformel:[1]

$$1\text{—}x\,f\uparrow^{35}_{p_{1-3}}[(\overset{\rightarrow 180}{{}^{200}/_{0,5}\,z}\,P_{1\,\text{Tag}})\,1\text{—}4\,P_{4-8}]\,x.$$

Gesamtdosis je nach Reaktion.

Herddosis etwa $^1/_2$—1 HED.

Beim Mediastinaltumor Rücksichtnahme auf lokale Frühreaktion (Dyspnoe). Je höhergradig die Erscheinungen, desto kleiner die Einzeldosis und desto länger p.

Malaria.

Im akuten Stadium ist die Bestrahlung kontraindiziert. Sie kommt in Betracht:

1. im latenten Stadium zur Provokation von Anfällen, und zwar:

a) zu diagnostischen,

b) zu therapeutischen Zwecken.

2. Zur Behandlung der chronischen Form mit seltenen unregelmäßigen Anfällen.

3. Zur Verkleinerung des Milztumors nach ausgeheilter Malaria.

1. Provokation von Anfällen:

a) zu diagnostischen Zwecken.

Wirkungsmechanismus: Nach Zellzerstörung werden die Plasmodien ausgeschwemmt.

Prognose: a) Resultat der Behandlung: Durch eine Bestrahlungsserie kann es, wenn andere Provokationsmittel (Nucleininjektionen usw.) versagen, zur Ausschwemmung von Plasmodien und zu einem mehr minder heftigen Anfall kommen.

b) Dauer der Behandlung: Eine Serie[1] in einer Sitzung,[1] Effekt am selben oder nächsten Tag.

---

[1] Siehe Allgemeinen Teil.

c) Verlauf: Siehe Resultat der Behandlung.

Begleit- und Folgeerscheinungen der Behandlung: Mitunter Röntgenkater (Symptome und Behandlung siehe Allgemeinen Teil).

Adjuvierende Behandlung: Eventuell Kombination mit Adrenalininjektion.

Kontraindikationen: Keine.

Behandlungsformel:[1] $3\,f_{ad\,150}\uparrow^{35}_{p_0}(\overrightarrow{150-200}^{\,180}/_{0,5\,Z})\;1.$

Herddosis etwa $^1/_3$ HED.

Felder: Milz vorne, seitlich und hinten.

b) Zu therapeutischen Zwecken.

Die Bestrahlung verfolgt hier den Zweck, die sonst unangreifbaren Plasmodien zur Ausschwemmung zu bringen, um sie dann medikamentös zu vernichten.

Wirkungsmechanismus: Wie unter a.

Prognose: a) Resultat der Behandlung, Wie oben, dazu Verkleinerung des Milztumors.

b) Dauer der Behandlung: Sie wird in vier- bis sechswöchigen Pausen fortgesetzt, solange es zu Anfällen kommt.

c) Verlauf: Wie oben.

Begleit- und Folgeerscheinungen der Behandlung: Mitunter Röntgenkater (Symptome und Behandlung siehe Allgemeinen Teil).

Hauptbehandlung: Chinin oder andere Malariamittel in den üblichen Dosen nach jeder Bestrahlung.

Kontraindikationen: Keine.

Behandlungsformel:[1] $3\,f_{ad\,150}\uparrow^{35}_{p_1}(\overrightarrow{150-200}^{\,180}/_{0,5\,Z}\,P_{4-6})\;x.$

Herddosis etwa $^1/_3$ HED.

2. Therapeutische Bestrahlung bei chronischer Malaria.

Auch durch die Bestrahlung allein, ohne medikamentöse Behandlung können nach den Berichten verschiedener Autoren Malariafälle mit seltenen unregelmäßigen Anfällen ausgeheilt werden. Keine eigenen Erfahrungen.

Wirkungsmechanismus: Auf welche Weise die ausgeschwemmten Plasmodien zugrunde gehen, ist unbekannt. Erfahrungstatsache.

---

[1] Siehe Allgemeinen Teil.

Prognose: a) Resultat der Behandlung: Sistieren der Anfälle, Verkleinerung des Milztumors.

b) Dauer der Behandlung: 1 bis mehrere Monate.

c) Verlauf: Ohne oder mit Provokation von Anfällen durch die Bestrahlung sistieren die spontanen Anfälle allmählich vollständig.

Begleit- und Folgeerscheinungen der Behandlung: Mitunter Röntgenkater (Symptome und Behandlung siehe Allgemeinen Teil).

Adjuvierende Behandlung: Roborierende Therapie.

Kontraindikationen: Keine.

Behandlungsformel:[1] $6\,f_{ad\,150}\uparrow^{85}_{p_{0-1}}(^{50-250}\overset{\rightarrow 180}{/}_{0,5\,z}\,P_{4-6})\;2\text{—}6.$

Herddosis etwa $^1/_{10}$—$^1/_2$ HED.

Felder: Je 3 über Milz und Leber, vorne, seitlich und hinten.

3. Malariamilz siehe Milztumor.

Mammahypertrophie.

Die Bestrahlung sollte stets vor einer beabsichtigten Amputation versucht werden.

Wirkungsmechanismus: Teilweise Atrophie des Drüsengewebes.

Prognose: a) Resultat der Behandlung: Bedeutende Verkleinerung der hypertrophischen Mamma.

b) Dauer der Behandlung: 1—4 Monate.

c) Verlauf: Allmähliche Verkleinerung.

Begleit- und Folgeerscheinungen der Behandlung: Ob die Laktation ausbleibt, ist noch unbekannt.

Adjuvierende Behandlung: Keine.

Kontraindikationen: Keine.

Behandlungsformel: $1\,f_{max}\uparrow^{35}(^{400}\overset{\rightarrow 180}{/}_{0,5\,z}\,P_{6-8})\;2\text{—}4.$

Herddosis etwa $^1/_3$—$^1/_2$ HED.

Mastitis.

Namentlich bei der akuten M. ist eine möglichst frühzeitige Röntgenbestrahlung dringendst zu empfehlen. Sie ermöglicht in den meisten Fällen die Vermeidung jeder eingreifenderen Operation. Sehr häufig genügen in den Früh-

---

[1] Siehe Allgemeinen Teil.

fällen 1—2 Bestrahlungen. Langsamer geht die chronische M. zurück. Alle Details siehe bei Entzündungen.

Mediastinaltumor siehe Lymphogranulom und Lymphosarkom.

Melanosarkom siehe Sarkom.

Menorrhagie (Metrorrhagie), (juvenile).

Selbst schwere, lebensbedrohliche Blutungen werden durch Milz- und Leberbestrahlung gewöhnlich rasch zum Stehen gebracht. In etwa 25—30% der Fälle (vielleicht auch mehr) kommt es über die Blutstillung hinaus nach einer Bestrahlungsserie zur Regelung der Menses; sie werden auch in der Stärke normal. Wie lange der Erfolg anhält, läßt sich noch nicht sagen; älteste bisherige Beobachtung 2 Jahre. Bei wiederholten Bestrahlungen Zahl der Dauererfolge größer.

Näheres siehe unter Hämorrhagische Diathese.

Nur bei Erfolglosigkeit von Milz- und Leberbestrahlung kommt eine Ovarialbestrahlung in Betracht. Siehe darüber unter Metropathie.

Metropathie.

(Menorrhagie [siehe auch „juvenile Menorrhagie"], Metritis chron., Präklimakterische Blutungen.)

Therapie der Wahl, außer in den unter Kontraindikationen genannten Fällen. Stets vorher Carcinom ausschließen, eventuell durch Probekürettement!

Wirkungsmechanismus: Die Heilwirkung beruht auf der teilweisen Zerstörung des empfindlichen Follikelapparates der Ovarien.

Prognose: a) Resultat der Behandlung: Bei älteren Frauen, die nahe dem Klimakterium sind (über 40 Jahre) meist dauernde, bei jüngeren gewöhnlich temporäre Amenorrhoe. Doch wird diese Bestrahlung in jugendlichem Alter möglichst unterlassen (siehe unten „Begleit- und Folgeerscheinungen" und unter „juvenile Menorrhagie") und sollte nur durchgeführt werden, wenn alle anderen Mittel versagen.

b) Dauer der Behandlung: Meist genügt 1 Bestrahlungsserie (4 Tage). Dauereffekt 1—2 Monate später.

c) Verlauf: Es tritt meistens schon nach einer Bestrahlungsserie Amenorrhoe ein, eventuell nach 1—2maliger Wiederholung der Menstruation. Bei jüngeren Frauen (etwa unter

35—40 Jahren) kehren die Menses nach 8monatigem bis 2jährigem, selten längerem Sistieren, gewöhnlich in normaler Stärke in den meisten Fällen wieder. Doch läßt sich das Wiederauftreten der Menses nie garantieren. Oligomenorrhoe sofort nach der Bestrahlung ist möglich, jedoch nie sicher zu versprechen.

Begleit- und Folgeerscheinungen der Behandlung: Röntgenkater (Symptome und Behandlung siehe Allgemeinen Teil) häufig. Ausfallserscheinungen wie im normalen Klimakterium. Bei älteren Frauen dauernde Sterilität, doch ist auch nach mehrmonatiger Amenorrhoe Konzeption mit Geburt eines normalen Kindes vorgekommen; man muß aber in jedem Falle, auch bei jungen Frauen, auf die Möglichkeit einer dauernden Konzeptionsunfähigkeit aufmerksam machen. Die Gefahr der Geburt von Mißbildungen oder sonst geschädigten Früchten scheint, soweit die Erfahrungen am Menschen zeigen, nicht zu bestehen; doch ist diese Frage, namentlich in bezug auf die weiteren Generationen bisher nicht eindeutig geklärt; hingegen anscheinend Neigung zu Abortus.

Adjuvierende Behandlung: Bei starken Blutungen eventuell symptomatisch Styptika, vor allem aber gleichzeitige Milz-Leber-Bestrahlung (siehe unter „Menorrhagie" und „hämorrhagische Diathese"). Behandlung der Ausfallserscheinungen mit Klimasan, Hormonpräparaten und Hypophysenbestrahlung (siehe unter „Klimakterische Beschwerden").

Kontraindikationen: Der Wunsch nach Konzeption. Bei jüngeren Frauen läßt sich diese Behandlungsmethode in den meisten Fällen durch die Milz-Leber-Bestrahlung, welche die Konzeptionsfähigkeit in keiner Weise tangiert, ersetzen.

Behandlungsformel:[1] $4\,f \uparrow^{85}_{p_1} (^{300-400}/_{0,5}\,z\,P_{2\,\text{Menses}})$ 1—2.

Herddosis etwa 30—35% der HED.

Hautfelder: Unterbauch, 2 vorne, 2 hinten. Je näher die Frau dem Klimakterium, je weniger dringlich die Behandlung, desto kleiner kann die Dosis sein. Bei dringlicher Indikation wegen abundanter Blutung gleichzeitig Milz- und Leberbestrahlung (siehe Hämorrhagische Diathese).

Mikuliczsche Krankheit.

Diese seltene Adenose der Speichel- und Tränendrüsen ist meist durch die Bestrahlung gut beeinflußbar.

---

[1] Siehe Allgemeinen Teil.

Wirkungsmechanismus: Zellzerstörung.

Prognose: a) Resultat der Behandlung: Meist Heilung.

b) Dauer der Behandlung: Eine Bestrahlungsserie[1] genügt oft, manchmal einige Wiederholungen notwendig.

c) Verlauf: Meist schon wenige Tage nach der Bestrahlung Verkleinerung, nach 1—2 Wochen Schwinden der Schwellungen.

Begleit- und Folgeerscheinungen der Behandlung: Manchmal reaktive Anschwellung, die rasch vorübergeht.

Adjuvierende Behandlung: Keine notwendig; eventuell Arsen.

Kontraindikationen: Keine.

Behandlungsformel:[1] $x\,f\uparrow^{80\,\to\,160}_{p_{0-1}}\,({}^{100-150}/_{4}\,P_{1-2})$ 1—4.

Herddosis etwa $^1/_4$ HED.

Felder: Über den vergrößerten Drüsen.

Milztumor.

Malariamilz, Pseudoleukämie, Morbus Banti, postinfektiöser Milztumor.

Die Behandlung bezweckt in allen diesen Fällen in erster Linie eine Verkleinerung der Milz und Linderung der durch sie erzeugten lokalen Beschwerden, weniger eine Beeinflussung der Allgemeinsymptome, doch werden vielfach auch diese gebessert.

Wirkungsmechanismus: Zellzerstörung.

Prognose: a) Resultat der Behandlung: Meist bedeutende Verkleinerung des Milztumors, bei Blutkrankheiten häufig auch bedeutende Besserung des Allgemeinbefindens. Siehe auch bei „Leukämie“, „Malaria“, „Polycythämie“.

b) Dauer der Behandlung: 1—3 Monate.

c) Verlauf: Allmähliche Verkleinerung des Milztumors.

Begleit- und Folgeerscheinungen der Behandlung: Mitunter anfängliche, rasch vorübergehende Steigerung der Schmerzen, durch reaktive Schwellung der Milz und Kapselspannung erzeugt, manchmal Röntgenkater. (Symptomatologie und Behandlung siehe Allgemeinen Teil.)

Adjuvierende Behandlung: Bei Blutkrankheiten Arsen.

---

[1] Siehe Allgemeinen Teil.

Kontraindikationen: Keine.

Behandlungsformel:[1] $3\,f\uparrow^{85}_{p}(^{150}/_{0,5}\,z\,\overset{\rightarrow 180}{P}_{1-2})$ 2—4.

Herddosis etwa $^1/_3$ HED.

Morbus Banti siehe Milztumor.

Morbus Basedowii.

Für die Röntgenbehandlung sind alle Fälle geeignet von den leichten Hyperthyreosen bis zum schweren Vollbasedow. Die Erfolge sind bei den ersteren häufiger als bei den letzteren. Auf jeden Fall sollte die Bestrahlung immer vor dem Entschluß zur Operation versucht werden.

Wirkungsmechanismus: Die Hyper- bzw. Dysfunktion der Thyreoidea, in manchen Fällen auch der Hypophyse (siehe „Behandlungsformel") wird durch milde Bestrahlung eingedämmt bzw. umgestimmt, das pathologische Gewebe teilweise abgebaut. Außerdem wird der sehr strahlenempfindliche Thymus, der bei dieser Krankheit eine Rolle zu spielen scheint, beeinflußt.

Prognose: a) Resultat der Behandlung: In etwa 75% der Fälle bedeutende Besserung, sehr häufig völliges Schwinden aller Allgemeinerscheinungen, das einer restitutio ad integrum gleichkommt.

b) Dauer der Behandlung: 1 Monat bis 1 Jahr.

c) Verlauf: Schon nach der ersten Serie[1] meist deutliche Besserung der nervösen Symptome, Gewichtszunahme; Verkleinerung der Struma kommt vor, kann jedoch auch ausbleiben; später Rückgang der Pulsfrequenz. Gewöhnlich sieht man auch die Grundumsatzsteigerung deutlich zurückgehen, doch verläuft sie durchaus nicht immer parallel mit den übrigen Erscheinungen. Reste eines hochgradigen Exophthalmus, der das resistenteste Symptom ist, bleiben meist zurück.

Begleit- und Folgeerscheinungen der Behandlung: Selten nach der Bestrahlung vorübergehende Steigerung des Hyperthyreoidismus, die jedoch bei richtiger Technik (kleine Dosen, längere Tiefenpause; siehe Allgemeinen Teil) gering ist, bzw. meist ganz ausbleibt. Häufig Früherythem der Haut (siehe Allgemeinen Teil).

Adjuvierende Behandlung: Alle übrigen konservativen Mittel: namentlich im Anfang vor allem Nervina, Ro-

[1] Siehe Allgemeinen Teil.

borantien, eventuell Diätbehandlung. Kardiaka lassen sich in den Fällen mit hartnäckiger Tachykardie und bereits beginnender oder ausgebildeter Myokardschädigung nicht entbehren. In resistenten Fällen Versuch einer Kombination mit Dijodtyrosinbehandlung.

Kontraindikationen: Keine.

Behandlungsformel:[1] $2\,\mathrm{f}\uparrow^{85}_{\mathrm{p}_8}(100-\overrightarrow{150}^{160}/_4\,\mathrm{P}_{1-4})$ 3—15.

Zunächst gewöhnlich 3 Serien mit 1wöchentlicher Pause. Dann unter Gewichts- und Grundumsatzkontrolle längere Pausen. Dosis um so kleiner, je schwerer die Erscheinungen.

Herddosis etwa $^1/_5$ HED.

Hautfelder: Vordere Halsfläche und oberer Thorax rechts und links.

In allen Fällen von klimakterischen Hyperthyreosen sowie bei Vorhandensein von Menstruationsstörungen Kombination mit Hypophysenbestrahlung nach der Formel:

$2\,\mathrm{f}\uparrow^{85}_{\mathrm{p}_8}(100-\overrightarrow{150}^{180}/_{0{,}5\,\mathrm{z}}\,\mathrm{P}_{1-2})$ 3—6.

Hautfelder: Rechte und linke Schläfe.

Morbus Cushing siehe Hypophysentumor.

Morbus maculosus Werlhofii siehe Hämorrhagische Diathese.

Morbus Paget siehe Osteodystrophia deformans.

Morbus Recklinghausen siehe Neurofibromatosis und Ostitis fibrosa.

Mykosis fungoides.

Die Bestrahlung ist die beste Behandlung. Selbst die hochgradigen Zerfallserscheinungen mit Sepsis werden oft rasch günstig beeinflußt.

Wirkungsmechanismus: Rasche Zellzerstörung.

Prognose: a) Resultat der Behandlung: Bedeutende Verlängerung des Lebens.

b) Dauer der Behandlung: Das ganze Leben hindurch mit großen Pausen.

c) Verlauf: Tumoren und prämykotische Herde schwinden meist auf eine einzige Bestrahlung. Rezidive reagieren immer wieder gut. Exitus gewöhnlich an inneren Metastasen.

---

1 Siehe Allgemeinen Teil.

Begleit- und Folgeerscheinungen der Behandlung: Außer durch lokale Verhältnisse bedingte, z. B. Epilation bei Lokalisation an behaarter Stelle[1] keine.

Adjuvierende Behandlung: Keine.

Kontraindikationen: Keine.

Behandlungsformel:[1]

$$xf\uparrow^{35}_{p_{0-1}}\left({}^{200-800}/_{1\,Al-0,5\,Z}\overset{\rightarrow 120-180}{}P_{2-6}\right)\ 1—x.$$

Myoma uteri.

Die Röntgenbehandlung kommt im Hinblick auf die nicht zu vermeidenden Ausfallserscheinungen nur für dem Klimakterium nahe Frauen (etwa vom 42.—45. Lebensjahre an) in Betracht, für jüngere nur dann, wenn die Operation aus irgendeinem Grunde kontraindiziert ist oder verweigert wird.

Wirkungsmechanismus: Der Erfolg der Strahlentherapie beruht auf der Zerstörung des generativen Anteils des Ovariums, die Zerstörung der Myomzellen selbst spielt eine geringe Rolle.

Prognose: a) Resultat der Behandlung: Bei richtiger Indikationsstellung (siehe „Kontraindikationen") 100% Heilerfolge: Amenorrhoe, gewöhnlich auch bedeutende Verkleinerung des myomatösen Uterus, bei kleinen Myomen oft bis zur Norm. Schwinden aller subjektiven Beschwerden. Keine Seneszenz.

b) Dauer der Behandlung: Meistens genügt 1 Bestrahlungsserie (4 Tage).

c) Verlauf: Wie bei „Metropathie" (siehe diese). Nach eventueller Wiederkehr der Menses bei jüngeren Frauen pflegt das Myom selbst nicht zu rezidivieren bzw. wieder zu wachsen. Die Geschwulst verkleinert sich gewöhnlich langsam erst nach eingetretener Amenorrhoe, selten und in geringem Grade aber auch schon während der Behandlung.

Begleit- und Folgeerscheinungen der Behandlung: Wie bei „Metropathie" (siehe diese).

Adjuvierende Behandlung: Bei starker Blutung symptomatisch Styptika, vor allem gleichzeitige Milz- und Leberbestrahlung. Wenn die Menses einmal vereinzelt wiederkommen, keine Behandlung notwendig, bei zweimaliger Wiederkehr im 1. Jahre sofort neuerliche Bestrahlung, nach dem 1. Jahre nur, wenn sie abundant ist und das Myom

[1] Siehe Allgemeinen Teil.

wieder wächst. Behandlung der Ausfallserscheinungen mit den üblichen Mitteln (Klimasan, Hormonpräparate) und Röntgenbestrahlung der Hypophyse (siehe unter „Klimakterische Beschwerden").

Kontraindikationen: 1. Relativ jugendliches Alter (siehe oben).

2. Kontraindiziert ist die Bestrahlung bei polypösen Formen, Verdacht auf sarkomatöse Degeneration (rasches Wachstum des Tumors), Nekrose (Fieber oder verdächtiger Palpationsbefund), Incarceration (höhergradige Blasenbeschwerden).

Behandlungsformel:[1] Wie bei „Metropathie" (siehe diese).

Narbenkeloid.

Neben Radiumbehandlung Therapie der Wahl!

Es reagieren besonders gut die jüngeren Keloide, während ältere weniger empfindlich, ganz alte oft refraktär sind. Sehr empfehlenswert ist die prophylaktische Nachbestrahlung von zu Keloidbildung neigenden Narben nach manchen kosmetischen Operationen, z. B. Mammaplastik.

Wirkungsmechanismus: Zelldegeneration.

Prognose: a) Resultat der Behandlung: Flache weiße Narbe.

b) Dauer der Behandlung: 6 Wochen bis 6 Monate.

c) Verlauf: Zunächst Blässerwerden, dann allmähliche Abflachung.

Begleit- und Folgeerscheinungen der Behandlung: Mitunter Pigmentierung am Rande, die langsam wieder schwindet.

Adjuvierende Behandlung: Bei ganz alten, refraktären Keloiden Excision mit nachfolgender Bestrahlung.

Kontraindikationen: Keine.

Behandlungsformel:[1] $1\,f\uparrow^{35}(^{400}/_2\ \overset{\rightarrow 160}{P}_{6-8})\ 2\text{—}5.$

P steigend.

Nasen-Rachen-Fibrom.

Die nicht ganz ungefährliche Operation läßt sich meist durch die Bestrahlung vermeiden. Der Tumor ist strahlenempfindlicher als Fibrome an anderen Stellen.

Wirkungsmechanismus: Zellzerstörung.

---

[1] Siehe Allgemeinen Teil.

Prognose: a) Resultat der Behandlung: Meist völliges Schwinden des Tumors.

b) Dauer der Behandlung: 1—3 Monate.

c) Verlauf: Meist rasches Sistieren eventueller, selbst bedrohlicher Blutungen. Allmähliche Verkleinerung des Tumors.

Begleit- und Folgeerscheinungen der Behandlung: Keine.

Adjuvierende Behandlung: Bei starken Blutungen Milz- und Leberbestrahlung.

Kontraindikationen: Keine.

Behandlungsformel:[1] $2\,f\uparrow^{35}_{p_{1-3}}\left({}^{800-\overset{\rightarrow 180}{400}}/_{0,5\,z}\,P_{4-6}\right)$ 1—3.

Herddosis etwa $^1/_2$—$^1/_4$ HED.

Hautfelder: Wange rechts und links.

Nephritis.

Symptomatische Behandlung bei An- und Oligurie. Vor einer Dekapsulation zu versuchen. Bei Sublimatniere (rein degenerative Veränderungen) kein Erfolg. Auch bei der Anurie im Gefolge einer Nephrosklerose und einer Schrumpfniere ist der Effekt gering.

Wirkungsmechanismus: Druckentlastung durch Zerstörung des Leukozyteninfiltrates, Behebung von Gefäßspasmen.

Prognose: a) Resultat der Behandlung: Beträchtliche Steigerung der Harnausscheidung, mitunter Harnflut. Sistieren von urämischen Anfällen.

b) Dauer der Behandlung: Gewöhnlich genügt 1 Bestrahlung.

c) Verlauf: 8—24 Stunden nach der Bestrahlung steigt in den günstigen Fällen die Harnmenge zur und über die Norm, urämische Symptome schwinden sehr rasch.

Begleit- und Folgeerscheinungen der Behandlung: Keine.

Hauptbehandlung: Die übliche Nephritis-Therapie.

Kontraindikationen: Keine.

Behandlungsformel:[1] $1\,f\uparrow^{35}\left({}^{\overset{\rightarrow 180}{100}}/_{0,5\,z}\right)$ 1.

Herddosis etwa $^1/_8$ HED.

Eventuell Wiederholung nach 1—2 Tagen.

Feld: Beiderseits paravertebral in der Höhe der Nieren.

---

[1] Siehe Allgemeinen Teil.

Neuralgie (Neuritis).

Sowohl die Trigeminusneuralgie als auch Ischias und Intercostalneuralgie sind für die Behandlung geeignet. Auch bei der Plexusneuritis und anderen Neuritiden ist ein Bestrahlungsversuch sehr empfehlenswert. Am besten spricht die Trigeminusneuralgie an. Hier ist die Strahlentherapie unbedingt vor jedem operativen Eingriff (Alkoholinjektion, Nervenexcision, Infiltration oder Exstirpation des Ganglion Gasseri) zu versuchen. Vorausgegangene Eingriffe dieser Art drücken die Chancen einer später doch notwendig werdenden Strahlenbehandlung beträchtlich herab.

Wirkungsmechanismus: Wahrscheinlich Beseitigung von entzündlichen Infiltraten.

Prognose: a) Resultat der Behandlung: Fast immer bedeutende Linderung, häufig restitutio ad integrum; einzelne Fälle (besonders lange bestehende Ischias) sind refraktär.

b) Dauer der Behandlung: Manchmal genügt eine Sitzung. Effekt wenige Tage später, meistens jedoch Behandlungsdauer 1—3 Monate.

c) Verlauf: In manchen Fällen wenige Tage nach der Bestrahlung völliges und dauerndes Sistieren der Schmerzanfälle, häufiger zunächst nur Schwächerwerden, dann allmähliches Aufhören der Schmerzen.

Begleit- und Folgeerscheinungen der Behandlung: Keine.

Adjuvierende Behandlung: Anfangs mitunter schmerzlindernde Mittel (Dimopyran usw.) notwendig.

Kontraindikationen: Keine.

Behandlungsformel:[1] $2—3\,f\uparrow^{35}_{p_1}(^{100}/_{0,5}\,z\,P_{1-2})^{\rightarrow 180}\;1—6.$

Herddosis (am Ganglion Gasseri) etwa $^1/_{10}$ HED.

Felder für Trigeminus: Schläfe für das Ganglion Gasseri, Ausbreitungsgebiet der erkrankten Nervenäste. Für die anderen Lokalisationen: Die Gegend der betreffenden Nervenwurzel und der periphere Verlauf der Nerven.

Neurodermitis.

Wie Ekzem. In Fällen, die auf die lokale Strahlenapplikation nicht ansprechen, Versuch mit Bestrahlung des zugehörigen Rückenmarkssegmentes (Technik siehe bei Lichen ruber planus).

---

[1] Siehe Allgemeinen Teil.

Neurofibromatosis (Recklinghausen).

Es handelt sich hier nur um die symptomatische Bestrahlung einzelner schmerzhafter Knoten zwecks Schmerzlinderung.

Wirkungsmechanismus: Durch Zellzerstörung geringe Verkleinerung. Der Mechanismus der Schmerzlinderung ist nicht bekannt.

Prognose: a) Resultat der Behandlung: Abnahme bis Verschwinden der Schmerzen. Manchmal auch geringe Verkleinerung der bestrahlten Tumoren.

b) Dauer der Behandlung: 1—2 Bestrahlungsserien in Abständen von etwa 1 Monat.

c) Verlauf: Rückgang der Schmerzen meist ohne reaktive Steigerung oft schon wenige Tage nach der Bestrahlung. Eventuelle Verkleinerung sehr langsam.

Begleit- und Folgeerscheinungen der Behandlung: Keine.

Adjuvierende Behandlung: Keine.

Kontraindikationen: Ausdehnung über eine große Körperfläche. Es dürfen wegen der Gefahr einer Allgemeinschädigung immer nur wenige Knoten bestrahlt werden.

Behandlungsformel: $1\text{—}3\,f\uparrow^{35}_{p_{0-1}} \overset{\rightarrow 180}{(^{200}/_{0,5\,Z}\,P_{1\,Tag})}\ 3.$

Eventuell 1 Wiederholung nach frühestens 1 Monat.

Die Felder sollen möglichst klein sein, nur den Tumor und seine nächste Umgebung umfassen.

Oligomenorrhoe wie Amenorrhoe.

Oophoritis siehe Entzündungen.

Ophthalmia sympathica siehe Entzündungen.

Osteodystrophia deformans (Morbus Paget).

Bei der Erfolglosigkeit jeder anderen Behandlung Bestrahlungsversuch immer indiziert. Es ist eine rein symptomatische Behandlung.

Wirkungsmechanismus: Unbekannt.

Prognose: a) Resultat der Behandlung: Schwinden der Schmerzen. Mitunter vielleicht auch Stillstand der Erkrankung. Objektiv nachweisbare Restitutionserscheinungen kann man nicht beobachten.

b) Dauer der Behandlung: Mehrere Monate.

c) Verlauf: Oft rasche Linderung der Schmerzen.

Begleit- und Folgeerscheinungen der Behandlung: Keine.

Adjuvierende Behandlung: Keine.

Kontraindikationen: Große Ausdehnung der Erkrankung. Man darf nur relative kleine Skelettabschnitte, und zwar die besonders schmerzhaften bestrahlen.

Behandlungsformel: $x\,f\uparrow^{35}_{p_0-1}\,(^{100}/_{0,5}\,z\,P_1)\overset{\rightarrow 180}{}$ 5—10.

Herddosis etwa $^1/_6$ HED.

Osteomalacie.

Ebenso wie durch operative Kastration kann man auch durch Röntgensterilisation manche Fälle von Osteomalacie, deren Grundlage eine Dys-(Hyper-)Funktion der Ovarien zu sein scheint, weitgehend bessern oder heilen. Die Hungerosteomalacie ist durch Bestrahlung der Ovarien, auch anderer Drüsen mit innerer Sekretion nicht beeinflußbar.

Wirkungsmechanismus: Durch Ovarialbestrahlung wird die Beseitigung der als Ursache der Erkrankung supponierten Dysfunktion der Eierstöcke erzielt.

Prognose: a) Resultat der Behandlung: Weitgehende Besserung. Schwinden der Schmerzen, Hebung des Allgemeinbefindens. Bereits bestehende Skelettdeformitäten können natürlich nicht behoben werden.

b) Dauer der Behandlung: Meistens nur 1 Bestrahlungsserie notwendig.

c) Verlauf: Nach eingetretener Amenorrhoe treten allmählich die oben beschriebenen Besserungen auf (siehe auch „Metropathie“).

Begleit- und Folgeerscheinungen der Behandlung: Siehe „Metropathie“.

Adjuvierende Behandlung: Kalkanreichernde Mittel.

Kontraindikationen: Keine.

Behandlungsformel: Wie bei „Metropathie“ (siehe diese).

Osteomyelitis.

Bei den chronischen, lange fistelnden Fällen kommt ein Bestrahlungsversuch in Betracht, ein solcher ist auch ganz im Beginne der akuten Form angezeigt.

Wirkungsmechanismus: Siehe bei „Entzündungen“.

Prognose: a) Resultat der Behandlung: Ausstoßung der Sequester, Verschluß der Fistel; bei rechtzeitiger Bestrahlung der akuten Form ist eine Kupierung der Entzündung und Verhütung von Abszeßbildung und Sequestrierung möglich.

b) Dauer der Behandlung: 3—6 Monate.

c) Verlauf: Anfänglich oft Steigerung der Sekretion, Ausstoßung von Knochensplittern, dann unter allmählichem Versiegen der Sekretion, Schließung der Fistel von innen nach außen.

Begleit- und Folgeerscheinungen der Behandlung: Keine, bis auf mehr minder starke Pigmentierung der Haut im bestrahlten Gebiete bei längerer Behandlung.

Adjuvierende Behandlung: Entfernung leicht erreichbarer Knochensplitter.

Kontraindikationen: Dringliche Operationsindikation.

Behandlungsformel:[1] $1\text{—}2\,f\uparrow^{35}_{P_0-1}\overset{\rightarrow 180}{(^{100}/_{0,5}\,z\,P_{1-2})}$ 5—20.

Herddosis etwa $^1/_{10}$—$^1/_5$ HED.

P steigend.

Ostitis fibrosa generalisata (Engel-Recklinghausensche Krankheit).

Versuch einer Bestrahlungstherapie bei Verweigerung oder Erfolglosigkeit einer Operation (Exstirpation eines Epithelkörperchentumors) empfehlenswert.

Wirkungsmechanismus: Zellzerstörung.

Prognose: a) Resultat der Behandlung: Weitgehende Besserung.

b) Dauer der Behandlung: Mehrere Monate.

c) Verlauf: Zunächst Schwinden der Schmerzen, dann allmähliche Rückbildung der Knochenveränderungen.

Begleit- und Folgeerscheinungen der Behandlung: Die lokal bedingten, z. B. Amenorrhoe nach Bestrahlung des weiblichen Beckens.

Adjuvierende Behandlung: Alle Mittel, die der Kalkanreicherung dienen.

Kontraindikationen: Keine.

Behandlungsformel: $x\,f\uparrow^{35}_{P_1}\overset{\rightarrow 180}{(^{400}/_{0,5}\,z\,P_{4-8})}$ 2—4.

Herddosis etwa $^3/_4$ HED.

P steigend.

[1] Siehe Allgemeinen Teil.

Ostitis fibrosa localisata (Dupuytren-Nelatonsche Krankheit).

Bestrahlung in jedem Falle zu versuchen. Gute Erfolge vor allem dort, wo das Granulationsgewebe überwiegt.

Wirkungsmechanismus: Zellzerstörung.

Prognose: a) Resultat der Behandlung: Restitutio ad integrum oder weitgehende Besserung je nach dem Stadium (siehe oben).

b) Dauer der Behandlung: Mehrere Monate.

c) Verlauf: Schwinden der Schmerzen. Röntgenologisch beobachtbare Kalkablagerung und Sklerosierung.

Begleit- und Folgeerscheinungen der Behandlung: Keine.

Adjuvierende Behandlung: Versuch mit kalkanreichernden Mitteln. Bei Frakturgefahr Stützverbände.

Kontraindikationen: Keine.

Behandlungsformel: $2\text{—}4\,f\uparrow^{35}_{p_0-1}\left(\overset{\rightarrow 180}{{}^{400}/_{0,5}}\,z\,P_{4-8}\right)$ 2—5.

Herddosis etwa $^{3}/_{4}$ HED.

Otosklerose.

Versuch bei der Erfolglosigkeit jeder anderen Behandlung angezeigt. Doch ist auch der Bestrahlungseffekt meist sehr gering.

Wirkungsmechanismus: Zellzerstörung.

Prognose: a) Resultat der Behandlung: Bei einzelnen Fällen Besserung, bei anderen Stillstand des Prozesses, hauptsächlich Nachlassen der subjektiven Geräusche, selten Besserung des Hörvermögens. Völlige Versager sehr häufig.

b) Dauer der Behandlung: 2—4 Monate.

c) Verlauf: Allmähliche Besserung.

Begleit- und Folgeerscheinungen der Behandlung: Keine.

Adjuvierende Behandlung: Keine.

Kontraindikationen: Keine.

Behandlungsformel: $4\,f\uparrow^{35}_{p_0-1}\left(\overset{\rightarrow 180}{{}^{100-150}/_{0,5}}\,z\,P_{1-2}\right)$ 3.

Herddosis etwa $^{1}/_{4}$ HED.

Hautfelder: Vor und hinter der Ohrmuschel beiderseits.

Empfohlen wird gleichzeitige Schilddrüsenbestrahlung (wie bei M. Basedowii).

Pagetsche Erkrankung siehe Osteodystrophia deformans.

Papilloma laryngis.

Röntgenbehandlung der Operation, die vor Rezidiven nicht schützt, vorzuziehen. Radium anscheinend gleichwertig.

Wirkungsmechanismus: Zellzerstörung.

Prognose: a) Resultat der Behandlung: In den wenigen bisher bekannten Fällen (bis 3 Jahre beobachtet) anscheinend Dauerheilung.

b) Dauer der Behandlung: 1 Bestrahlungsserie genügt meist, endgültiger Erfolg einige Wochen später.

Begleit- und Folgeerscheinungen der Behandlung: Meist rasch vorübergehende Heiserkeit.

Adjuvierende Behandlung: Keine.

Kontraindikationen: Keine.

Behandlungsformel: $2\,f\uparrow^{35}_{p_{0-1}} \left({}^{200}/_{0,5\,z}\, \overset{\rightarrow 180}{P}_{1\,\mathrm{Tag}}\right)$ 2—3.

Hautfelder: Hals rechts und links.

Parametritis siehe Entzündungen und Gonorrhoe.

Paronychie.

Die akuten, frischen Fälle heilen meist sehr rasch aus, die chronischen bedürfen meistens einer sehr langwierigen Behandlung. Daher möglichst früh zur Behandlung schicken!

Wirkungsmechanismus: Primär vielleicht Zerstörung der Infiltratleukozyten mit Ausschwemmung von Antikörpern. Auch eine Steigerung der Baktericidie wird angenommen.

Prognose: a) Resultat der Behandlung: Restitutio ad integrum, besonders bei der akuten Form. Die chronischen Fälle werden manchmal nur gebessert, können auch refraktär sein.

b) Dauer der Behandlung: Bei der akuten Form oft nur eine Sitzung notwendig, Heilung einige Tage später. Bei der chronischen Form Behandlungsdauer 3 Wochen bis 2 Monate.

c) Verlauf: Zunächst mitunter, nicht immer, vorübergehende Steigerung der Entzündungserscheinungen, dann allmählich Abklingen derselben, umso rascher, je früher die Behandlung einsetzt.

Begleit- und Folgeerscheinungen der Behandlung: Mitunter, wenn viele Bestrahlungen notwendig waren,

Abstoßung der Nägel, die in einigen Wochen normal nachwachsen.

Adjuvierende Behandlung: Bei Exacerbation der Entzündung Antiphlogistika.

Behandlungsformel:[1] $1—3\,f\uparrow^{35}_{p_0-1}\,\overset{\rightarrow 160}{(^{100}/_{2}\,P_{1-4})}\,1—10$.

P anfangs 1 Woche, später steigend. Wenn bei chronischen Fällen nach einigen Bestrahlungen keine Besserung eintritt, Behandlung aufgeben!

Parotitis chronica.

Sowohl die besonders nach der epidemischen Parotitis zurückbleibende Schwellung als auch die primäre chronische Entzündung (siehe „Mikuliczsche Krankheit") gehen gewöhnlich prompt auf die Bestrahlung zurück.

Wirkungsmechanismus: Beseitigung des entzündlichen Infiltrates (siehe „Entzündungen").

Prognose: a) Resultat der Behandlung: Restitutio ad integrum.

b) Dauer der Behandlung: Manchmal schon nach der ersten Bestrahlung vollkommene Heilung, mitunter mehrere Wiederholungen notwendig. Gesamtdauer daher 2—8 Wochen.

c) Verlauf: Manchmal vorübergehende Anschwellung nach der Bestrahlung, dann meist rasche Resorption.

Begleit- und Folgeerscheinungen der Behandlung: Mitunter vorübergehende Trockenheit im Munde kurz nach der Bestrahlung, besonders wenn beide Seiten bestrahlt werden mußten (Behandlung: siehe Allgemeinen Teil: Frühreaktion der Speicheldrüsen).

Adjuvierende Behandlung: Keine.

Kontraindikationen: Keine.

Behandlungsformel:[1] $1—2\,f\uparrow^{35}_{p_0-1}\,\overset{\rightarrow 160}{(^{100}/_{4}\,P_{1-2})}\,1—6$.

Periarthritis (Paraarthritis) humeroscapularis siehe Bursitis.

Periodontitis siehe Zahnwurzelgranulom.

Periostitis siehe Entzündungen.

Periproktitis siehe Abscessus frigidus und Entzündungen.

Peritonitis tuberculosa siehe Tuberkulose.

---

[1] Siehe Allgemeinen Teil.

Perniones.

Sehr gute Erfolge im akuten Stadium. Die durch Gefäßlähmung bedingte chronische Röte und Cyanose ist hingegen röntgentherapeutisch nicht beeinflußbar.

Wirkungsmechanismus: Beseitigung des entzündlichen Infiltrates.

Prognose: a) Resultat der Behandlung: Restitutio ad integrum.

b) Dauer der Behandlung: Erfolg oft wenige Tage nach einer einzigen Bestrahlung, manchmal 2—3 Wiederholungen notwendig.

c) Verlauf: Juckreiz schwindet meist innerhalb 1—2 Tagen nach der Bestrahlung, Rötung und Schwellung wenige Tage später. Kein Schutz vor Rezidiven bei neuerlicher Erfrierung.

Begleit- und Folgeerscheinungen der Behandlung: Keine.

Adjuvierende Behandlung: Keine.

Kontraindikationen: Keine.

Behandlungsformel:[1] $1—2\,f\uparrow^{80}_{p_{0--1}}({}^{100}/_{1}\,\overset{\rightarrow\,120}{P_1})\;1—4.$

Phlegmone.

Im Anfangsstadium häufig sehr gute Erfolge.

Wirkungsmechanismus: Siehe unter „Entzündungen".

Prognose: a) Resultat der Behandlung: In manchen Fällen gelingt es, die beginnende Phlegmone zu kupieren.

b) Dauer der Behandlung: Effekt wenige Tage nach einer einzigen Bestrahlung.

c) Verlauf: Phlegmone klingt schnell ab, nachdem zunächst die Schmerzen aufgehört haben, oder es kommt zu rascher Einschmelzung. Gewöhnlich dann nach Stichinzision rasche Heilung.

Begleit- und Folgeerscheinungen der Behandlung: Bei Abszeßbildung Fiebersteigerung.

Adjuvierende Behandlung: Bei Abszeßbildung (Fiebersteigerung, stärkere Schwellung, Fluktuation) sofort Inzision, eventuell mit nachfolgender Bestrahlung.

Kontraindikationen: Keine.

Behandlungsformel:[1] $1\,f\uparrow^{30}({}^{30-100}/_{4}\,\overset{\rightarrow\,160}{P_4}{}_{\text{Tage}-1\,\text{Woche}})\,1–3.$

[1] Siehe Allgemeinen Teil.

Pityriasis rosea.

Bestrahlung kommt nur bei Erfolglosigkeit der üblichen Salbenbehandlung und dort, wo diese aus sozialen Gründen kontraindiziert ist, in Betracht.

Wirkungsmechanismus: Anscheinend Entzündungshemmung, Erreger direkt nicht beeinflußbar.

Prognose: a) Resultat der Behandlung: Restitutio ad integrum.

b) Dauer der Behandlung: Effekt nach einer Serie,[1] eventuell nach 1 Woche Wiederholung notwendig.

c) Verlauf: Zunächst Schwinden des Juckreizes, dann Abblassen des Exanthems.

Begleit- und Folgeerscheinungen der Behandlung: Keine.

Adjuvierende Behandlung: Keine.

Kontraindikationen: Keine.

Behandlungsformel:[1] $x\,f\uparrow^{30}_{p_0-1}\,({}^{100}/_{1}\,P_1)^{\overrightarrow{120}}$ 1—2.

Pleuritis tuberculosa siehe Tuberkulose.

Pneumonie siehe Entzündungen.

Polyarthritis wie Arthrosis deformans.

Polycythaemia rubra.

Die Röntgenbestrahlung ist sicherlich die am meisten erfolgversprechende Behandlungsmethode. Soweit bei der relativ kurzen Beobachtungsdauer der bisher in richtiger Weise bestrahlten Fälle ersichtlich, anscheinend auch Dauerheilungen.

Wirkungsmechanismus: Zerstörende Wirkung auf das pathologische Mark mit Regeneration von gesundem.

Prognose: a) Resultat der Behandlung: Restitutio ad integrum oder mindestens lang dauernde Remissionen.

b) Dauer der Behandlung: 7—8 Wochen.

c) Verlauf: Schneller Rückgang der Allgemeinerscheinungen, allmähliche Rückkehr des Blutbildes zur Norm, manchmal erst einige Wochen nach Abschluß der Behandlung.

Begleit- und Folgeerscheinungen der Behandlung: Manchmal Röntgenkater.

Adjuvierende Behandlung: Die übliche symptomatische.

---

[1] Siehe Allgemeinen Teil.

Kontraindikationen: Keine.

Behandlungsformel:[1] $10\text{—}15\,\mathrm{f}\uparrow^{35}_{15\times15}\,\mathrm{p}_1\left({}^{400}/_{0{,}5\,\mathrm{z}}\right)\overset{\rightarrow 180}{}$ 1.

Herddosis etwa $^1/_2$ HED.

Felder: Das ganze Skelett mit Ausnahme des Schädels, in etwa 10—15 Felder eingeteilt. Nach je etwa 5 Einzelbestrahlungen Blutuntersuchung, bei Leukozytensturz abwarten bis zur Regeneration des weißen Blutbildes. Ebenso muß bei Störung des Allgemeinbefindens (Röntgenkater, Schwächegefühl) eine Pause eingeschoben werden.

An Stelle der geschilderten Technik wird auch eine „Ganzbestrahlung" empfohlen: $2\,\mathrm{f}\uparrow^{150-200}_{\mathrm{p}_1}\left({}^{25}/_{0{,}5\,\mathrm{z}}\,\overset{\rightarrow 180}{\mathrm{P}}_{1\,\mathrm{Tag}}\right)$ 3—5.

Dabei tägliche Blutkontrolle und Unterbrechung bei Leukozytensturz.

Polyserositis siehe Tuberkulose.

Prostatahypertrophie.

Vor einer Operation ist die Bestrahlung zu versuchen; es reagieren vornehmlich die weichen Drüsen (Adenome), die harten, bindegewebsreichen sprechen schlechter an.

Wirkungsmechanismus: Die Strahlenwirkung beruht auf teilweiser Zerstörung der Drüsenzellen. Außerdem Resorption entzündlicher Infiltrate.

Prognose: a) Resultat der Behandlung: In einer Anzahl von Fällen Verkleinerung der Prostata und Schwinden der Blasenbeschwerden.

b) Dauer der Behandlung: 6 Wochen bis 3 Monate.

c) Verlauf: Allmähliche Verkleinerung der Drüse, oft rasches Schwinden der Blasenbeschwerden.

Begleit- und Folgeerscheinungen der Behandlung: Selten rasch vorübergehendes Fieber nach der Bestrahlung.

Adjuvierende Behandlung: Keine.

Kontraindikationen: Hochgradige Blasenkomplikationen, die eine Operation dringlich machen.

Behandlungsformel:[1] $5\,\mathrm{f}\uparrow^{85}_{\mathrm{p}_1}\left({}^{800-400}/_{0{,}5\,\mathrm{z}}\,\overset{\rightarrow 180}{\mathrm{P}}_{4-6}\right)$ 2—4.

Herddosis etwa $^1/_3$ HED.

---

[1] Siehe Allgemeinen Teil.

Felder: Unterbauch und Kreuzbein-Gesäß, rechts und links und Perineum. Hodenschutz durch tütenförmig gefaltetes Bleiblech um das Scrotum oder durch die Scrotumkapsel.

Prostatitis.

Sowohl die akuten als auch die chronischen bakteriellen Infektionen sprechen gut auf die Bestrahlung an. Hingegen scheint die aseptische Entzündung der Protastata keine günstige Indikation der Strahlentherapie zu sein.

Wirkungsmechanismus und übrige Details siehe bei Entzündungen.

Behandlungsformel: $2—4\,f\uparrow^{35}_{p_1}(^{25-\overset{\rightarrow 180}{100}}/_{0,5\,z}\,P_1)\;1—6.$

Felder: 1—2 Bauch- und Rückenfelder.

Einzeldosis um so kleiner, je frischer die Entzündung. Abdeckung des Scrotums!

Prostatitis gonorrhoica siehe Gonorrhoe.

Prurigo wie Pruritus.

Pruritus.

Sowohl beim symptomatischen Hautjucken bei verschiedenen Hautaffektionen als auch beim idiopathischen allgemeinen oder lokalisierten (P. ani, vulvae, Kraurosis) ausgezeichnete und prompte Erfolge neben Effektlosigkeit bei manchen neurotischen Typen.

Wirkungsmechanismus: Unsicher, wahrscheinlich Beeinflussung der Nervenendigungen.

Prognose: a) Resultat der Behandlung: Schwinden des Juckreizes, doch gibt es besonders beim senilen Pruritus nicht selten Versager.

b) Dauer der Behandlung: Oft einige Stunden bis 1 Tag nach der ersten Bestrahlung Dauererfolg, mitunter mehrere Wiederholungen in 1—2wöchentlichen Abständen notwendig.

c) Verlauf: Mitunter nach vorübergehender Steigerung des Juckreizes meist binnen 1—2 Tagen Schwinden desselben. In einer Anzahl von Fällen nach mehreren Monaten Rezidiv, das dann schnell und oft dauernd auf neue Bestrahlung reagiert.

Begleit- und Folgeerscheinungen der Behandlung: Keine.

Adjuvierende Behandlung: Keine.

Kontraindikationen: Lokalisation am Scrotum wegen der Gefahr der Azoospermie, die bei Jugendlichen allerdings nur temporär ist.

Behandlungsformel:[1] $x\,f\uparrow^{85}_{p_0-1}\,({}^{100}/_{1}\overset{\rightarrow 120}{P}_{1-2})\ 1-5.$

Bei der generalisierten Form namentlich der Wechseljahre, aber auch beim Pruritus ani et vulvae oft guter Effekt nach Bestrahlung der Hypophyse (Behandlungsformel siehe unter „Klimakterische Beschwerden"). Auch der Versuch einer Bestrahlung des zugehörigen Rückenmarkssegmentes ist gerechtfertigt (Behandlungsformel siehe bei Lichen ruber planus).

Pseudoleukämie siehe Milztumor.

Psoriasis.

Die Röntgenbehandlung ist wie jede andere meist nur eine symptomatische, von vorübergehendem Erfolg; sie soll mit den verschiedenen Salbenbehandlungen abgewechselt und nicht zu oft wiederholt werden. Frische Fälle, abgesehen vom akuten Stadium der Eruption, das abzuwarten ist, reagieren schneller und sicherer als alte.

Wirkungsmechanismus: Offenbar entzündungshemmende Wirkung.

Prognose: a) Resultat der Behandlung: Meist vorübergehende, Wochen bis Monate dauernde restitutio ad integrum mit Neigung zu Rezidiven.

b) Dauer der Behandlung: Die Einzeleruption schwindet bei frischeren Fällen meist 8—10 Tage nach der ersten Bestrahlung, bei alten Fällen gewöhnlich 1 oder 2 Wiederholungen nach 3 bzw. 6 Wochen notwendig.

c) Verlauf: Bei frischen Fällen nach wenigen Tagen Schwinden des Juckreizes, Aufhören der Schuppung, dann Resorption der Infiltrate, bei älteren mitunter vorübergehende Steigerung der Hyperkeratose, dann Abstoßung der Schuppen und Heilung.

Begleit- und Folgeerscheinungen der Behandlung: Meist Pigmentierung der erkrankt gewesenen Stellen, die nach einiger Zeit schwindet. Bei Herden an behaarten Stellen (meist vorübergehende) Epilation.

Adjuvierende Behandlung: Keine.

---

[1] Siehe Allgemeinen Teil.

Kontraindikationen: Lokalisation am Scrotum wegen der Gefahr der Azoospermie, die bei Jugendlichen aber nur temporär ist. Auch die behaarte Kopfhaut läßt man besser unbestrahlt, da — allerdings selten — auch bei dem in Betracht kommenden kleinen Dosen Dauerepilationen vorkommen.

Behandlungsformel:[1] $x\,f\uparrow^{35}_{p_{0-1}} \overset{\longrightarrow 120}{({}^{100}/_{1}\,P_{1-2})}$ 1—5.

P steigend.

Thymusbestrahlung, die empfohlen wurde, hat sich auch nach eigenen Erfahrungen nicht bewährt.

Purpura haemorrhagica siehe Hämorrhagische Diathese.

Pylorospasmus.

(Siehe auch Ulcus ventriculi.) Scheint sehr aussichtsreich!

Wirkungsmechanismus: Die Strahlen dürften in einer bisher noch unklaren Art auf das autonome Nervensystem einwirken.

Prognose: a) Resultat der Behandlung: Oft Schwinden aller Beschwerden.

b) Dauer der Behandlung: 1—3 Monate, Effekt kurz darauf.

c) Verlauf: Langsame Besserung der Motilität und Schwinden der subjektiven Beschwerden; bei gleichzeitiger Hyperazidität Sinken der Säurewerte (siehe auch Hyperazidität).

Begleit- und Folgeerscheinungen der Behandlung: Mitunter leichter Röntgenkater. (Symptome und Behandlung siehe Allgemeinen Teil.)

Adjuvierende Behandlung: Der Patient ist am besten zur Vermeidung des Röntgenkaters (siehe oben) nüchtern zur Bestrahlung zu schicken, hat nachher einige Stunden nüchtern zu bleiben und zu ruhen. Die übliche Diätbehandlung.

Kontraindikationen: Keine.

Behandlungsformel:[1]

$$2f\uparrow^{35}_{15\times15} p_1 \overset{\longrightarrow 180}{[({}^{100-150}/_{0,5}\,z\,P_{1\,\mathrm{Tag}})\,2\,P_2]}\ 1—2.$$

Herddosis etwa $^1/_4$ HED.

Felder: 1 vorne, 1 hinten über der Magengegend, jedes in 1 Serie 2mal.

---

[1] Siehe Allgemeinen Teil.

Raynaudsche Krankheit siehe Akro-Angioneurosen.

Recklinghausensche Krankheit siehe Ostitis fibrosa generalisata und Neurofibromatosis.

Rhinophym.

Vor operativer Behandlung Bestrahlungsversuch zu empfehlen!

Wirkungsmechanismus: Zellzerstörung, Verödung der Talgdrüsen und erweiterten Gefäße.

Prognose: a) Resultat der Behandlung: Im Anfangsstadium häufig restitutio ad integrum, in vorgeschrittenen Fällen beträchtliche Besserungen.

b) Dauer der Behandlung: Mehrere Monate bis $1^1/_2$ Jahre.

c) Verlauf: Allmählich fortschreitende Besserung.

Begleit- und Folgeerscheinungen der Behandlung: Mitunter leichte Atrophie der bestrahlten Hautpartien.

Adjuvierende Behandlung: Keine.

Kontraindikationen: Keine.

Behandlungsformel: $2\,\mathrm{f}\uparrow^{30}_{p_{0-1}}\left(\overrightarrow{^{200-800}/_4}^{\,160}\,P_{4-8}\right)$ 2—10.

P steigend.

Felder: Nase von beiden Seiten. Schutz der Augen, des Schnurrbartes und der Lippen!

Rhinosklerom.

Bei der Aussichtslosigkeit jeder anderen konservativen Behandlung stets zu versuchen! Erfolge oft sehr gut.

Wirkungsmechanismus: Die Heilwirkung beruht auf Zerstörung des pathologischen Gewebes.

Prognose: a) Resultat der Behandlung: Verkleinerung der Infiltrate, oft völlige Heilung.

b) Dauer der Behandlung: 4—6 Monate.

c) Verlauf: Langsame Resorption der Infiltrate.

Begleit- und Folgeerscheinungen der Behandlung: Keine.

Adjuvierende Behandlung: Keine.

Kontraindikationen: Keine.

Behandlungsformel:[1] $2\,\mathrm{f}_{ad\,150}\uparrow^{30}_{p_{0-1}}\left(\overrightarrow{^{400}/_4}^{\,160}\,P_{4-8}\right)$ 3—5.

Herddosis etwa $^1/_2$ HED.

---

[1] Siehe Allgemeinen Teil.

Rückenmarkstumor wie Hirntumor.

Salpingitis siehe Entzündungen und Gonorrhoe.

Sarkom (siehe auch Lymphsarkom).

Es ist im allgemeinen röntgenempfindlicher als das Carcinom, die Erfolge dementsprechend im Durchschnitt besser.

Wirkungsmechanismus: Die Sarkomzelle wird durch die Strahlen zerstört. Man unterscheidet wie beim Carcinom:

I. Die therapeutische Bestrahlung.

Indiziert bei inoperablen Fällen. Bestrahlungsversuch bei operablen dann, wenn die Operation nur mit schwerster Verstümmelung (Amputation, Enukleation eines Extremitätenteiles) durchführbar ist. Die Methode der Wahl stellt die Röntgenbehandlung bei den sehr strahlenempfindlichen und prognostisch günstigen Ewingschen Knochensarkomen dar (meist in der Diaphyse sitzende Tumoren von großer Ausdehnung). Sonst sind operable Fälle stets zu operieren.

Prognose: a) Resultat der Behandlung: In vielen Fällen weitgehende Besserung und Verlängerung des Lebens um mehrere Jahre; Dauerheilungen in etwa 30%. Zellreiche Sarkome reagieren im allgemeinen besser als die zellarmen, die Rundzellen- besser als die Spindelzellensarkome. Melanosarkome sprechen schlechter an als andere, sind oft ganz refraktär. Der Lokalisation nach sind am günstigsten die Sarkome der Haut. Die Rezidive sprechen immer schlechter an.

b) Dauer der Behandlung: Erfolg mitunter schon wenige Tage bis 3 Wochen nach der ersten Bestrahlung, doch ist in der Regel eine mehrwöchige Behandlung mit kürzeren Pausen und eine nachfolgende, durch 1—2 Jahre durchgeführte, mit Pausen von einigen Monaten notwendig.

c) Verlauf: Mitunter schon nach der ersten Bestrahlung völliges Schwinden oder mindestens deutliche Verkleinerung des Tumors, die dann rasch fortschreitet. Häufig Rezidive, die anfangs gut reagieren, bei wiederholtem Auftreten allerdings immer schlechter.

Begleit- und Folgeerscheinungen der Behandlung: Bei Tumoren des Abdomens häufig Röntgenkater (Symptome und Behandlung siehe Allgemeinen Teil) nach den Bestrahlungen, bei anderer Lokalisation sehr selten; nach Bestrahlung des Unterbauches mitunter Tenesmen, selten Diarrhoen, vermehrter Harndrang. Bei Sitz des Tumors unter behaarter Haut dauernde Epilation.

Adjuvierende Behandlung: Bei beginnender Kachexie Arsen.

Kontraindikationen: Kachexie nicht zu hohen Grades und Fernmetastasen bilden im Gegensatz zum Carcinom beim Sarkom keine Kontraindikation.

Behandlungsformel:[1] Wie beim Carcinom (siehe dort). Die dort beschriebene „protrahierte" und „protrahiert-fraktionierte" Bestrahlung kommt hauptsächlich für die wenig empfindlichen Sarkome (Knochensarkome, Melanosarkome) in Betracht.

Bei Unterbauch- und Oberschenkelbestrahlung des Mannes exakter Hodenschutz durch Einwickeln des Scrotums in tütenförmig gefaltetes Bleiblech oder „Scrotumkapsel".

II. Die prophylaktische Nachbestrahlung.

Wie beim Carcinom (siehe Carcinom).

III. Die präoperative Bestrahlung.

Wie beim Carcinom (siehe Carcinom).

Schweißdrüsenentzündung siehe Hydroadenitis.

Schwiele wie Clavus.

Seborrhoea oleosa.

Die Bestrahlung kommt nur bei Versagen der üblichen dermatologischen Behandlung in Betracht.

Wirkungsmechanismus: Talgdrüsenschädigung.

Prognose: a) Resultat der Behandlung: Häufig restitutio ad integrum.

b) Dauer der Behandlung: 6 Wochen bis 4 Monate.

c) Verlauf: Allmählich eintretende normale Trockenheit der Haut.

Begleit- und Folgeerscheinungen der Behandlung: Bei Lokalisation im Gesicht mitunter vorübergehende Trockenheit im Munde (Behandlung siehe Allgemeinen Teil).

Adjuvierende Behandlung: Keine.

Kontraindikationen: Keine.

Behandlungsformel: $3\,f\uparrow^{80}_{p_{0-1}} \left({}^{200-\overset{\rightarrow 160}{250}}/_{4}\; P_6\right)$ 2—3.

Felder bei Lokalisation im Gesicht: von vorne und beide Wangen. Zwischen rechts und links p_8.

[1] Siehe Allgemeinen Teil.

Seminom (Hodenepitheliom) wie Sarkom.

Häufig besonders strahlenempfindlicher Tumor. Auch die Metastasen schwinden oft sehr rasch, mitunter schon wenige Stunden nach einer einzigen Bestrahlung mit kleiner Dosis. Doch besteht beträchtliche Neigung zur Metastasierung und Rezidiv.

Sklerosis multiplex.

Die Bestrahlung wurde vielfach empfohlen, doch sind nach eigener Erfahrung Erfolge äußerst selten und gering, wahrscheinlich hauptsächlich wegen der schwierigen Lokalisierbarkeit und röntgentherapeutischen Erfaßbarkeit der Herde. Versuch nur bei Versagen jeder anderen Behandlung indiziert. Behandlungsformel wie bei Syringomyelie.

Skrofuloderma siehe Tuberkulose.

Spasmophilie des Magen-Darm-Traktes (Kardiospasmus, Pylorospasmus, Darmspasmen) wie Pylorospasmus.

Spermatocystitis gonorrhoica siehe Gonorrhoe.

Splenomegalie siehe Milztumor.

Struma maligna wie Carcinom.

Die Bestrahlungsresultate sind relativ gut, so daß auch operable Fälle der Behandlung zugeführt werden können.

Struma parenchymatosa.

Alle anderen Formen des Kropfes (Struma fibrosa, cystica) sind kein Objekt der Röntgenbestrahlung, der parenchymatöse, auch der substernal gelegene nur dann, wenn keine dringliche Indikation zur Operation (schwere Kompressionserscheinungen) besteht, und wenn die Behandlung nicht zu kosmetischen Zwecken gewünscht wird, da die möglicherweise auftretende Hautpigmentierung den kosmetischen Erfolg der Strumaverkleinerung wieder paralysiert. Besonders geeignet die Fälle im Senium und mit hyperthyreoiden Symptomen (siehe Morbus Basedowii).

Wirkungsmechanismus: Zellzerstörung.

Prognose: a) Resultat der Behandlung: Verkleinerung der Struma mehr minder hohen Grades, kaum jemals bis zur Norm, völlige Versager nicht selten.

b) Dauer der Behandlung: 2—3$^1/_2$ Monate.

c) Verlauf: Allmähliche Verkleinerung.

Begleit- und Folgeerscheinungen der Behandlung: Mitunter Pigmentierung der bestrahlten Halspartien, die jedoch häufig allmählich wieder schwindet.

Adjuvierende Behandlung: Keine.

Kontraindikationen: Schwere Dyspnoe, die eine schnelle chirurgische Beseitigung der Struma notwendig macht.

Behandlungsformel:[1] $2\,f\uparrow^{35}_{p_1}(^{150-\overrightarrow{300}}/_4\,\overset{160}{P}_{1-6})$ 3—8.

Anfangs kleine Dosen, steigern nur bei Fehlen hyperthyreotischer Symptome. P steigend.

Herddosis etwa $^1/_2$ HED.

Hautfelder: Hals rechts und links.

Wenn nach 3 Bestrahlungsserien[1] keine merkliche Verkleinerung, Behandlung einstellen!

Sykosis.

Alle Formen, oberflächliche und tiefe, reagieren gut.

Wirkungsmechanismus: Lange dauernde Epilation durch Schädigung der Haarpapille; dadurch Entziehung des Bodens für den Pilz. Dieser selbst wird durch die Strahlen nicht beeinflußt. Daneben Beeinflussung der entzündlichen Infiltrate (siehe Entzündungen).

Prognose: a) Resultat der Behandlung: Epilation, worauf meist spontan Heilung erfolgt.

b) Dauer der Behandlung: In der Regel nur 1 Serie[1] notwendig, Effekt 10—20 Tage nachher.

c) Verlauf: Vorübergehende Exacerbation von Entzündungserscheinungen, Einschmelzen von Infiltraten, Epilation 10—20 Tage nach der Bestrahlung, Rückgang der Entzündung, Abstoßung der Borken, Heilung. Nachwachsen der Haare binnen 6—8 Wochen. Selten Rezidiv, das, neu bestrahlt, schnell heilt.

Begleit- und Folgeerscheinungen der Behandlung: Bisweilen Anschwellung der Speicheldrüsen und Trockenheit im Munde kurz nach der Bestrahlung auftretend, wenige Tage dauernd (Behandlung siehe Allgemeinen Teil: Frühreaktion der Speicheldrüsen). Dauernde Epilation nur

---

[1] Siehe Allgemeinen Teil.

dort, wo die Haarwurzel durch den Krankheitsprozeß selbst zerstört war.

Adjuvierende Behandlung: Meist keine notwendig. Bei Exacerbation der entzündlichen Erscheinungen antiphlogistische Behandlung, eventuell Inzision von erweichten Infiltraten, bei neu auftretenden heiße Umschläge. Bei den seltenen Rezidiven nach der Bestrahlung eventuell Desinficientia, Trichophytin (siehe dermatologische Lehrbücher).

Kontraindikationen: Keine.

Behandlungsformel:[1] $4\,f \uparrow^{30}_{p_{0-1}} \overset{\rightarrow 160}{} ({}^{300-350}/_{2})$ l.

Felder: Wange, submaxillar rechts und links, Kinn, submental. Auch bei lokalisierter Form total epilieren! Überkreuzung der Felder! Zwischen Wange rechts und links: p_8. Bei oberflächlichem Sitz zunächst Versuch mit kleinen Dosen $({}^{50-100}/_{2})$, die die Infiltrate ohne Epilation zum Rückgang bringen können.

Syringomyelie.

Bei der Aussichtslosigkeit jeder anderen Behandlung und den häufig guten, mitunter glänzenden Erfolgen einer rechtzeitig einsetzenden Röntgentherapie ist im oft jahrelangen Anfangsstadium die Bestrahlung dringend indiziert; in vorgeschrittenen Fällen ist kein Erfolg zu erwarten.

Wirkungsmechanismus: Die Strahlen scheinen die gliomatöse Wucherung zur Rückbildung zu bringen. Der bereits zur Höhlenbildung vorgeschrittene Prozeß ist natürlich unbeeinflußbar.

Prognose: a) Resultat der Behandlung: In einer Anzahl von beginnenden Fällen Rückgang aller Erscheinungen, Anhalten der Besserung durch viele Jahre; Dauererfolg ungewiß; in anderen Fällen jahrelanger Stillstand.

b) Dauer der Behandlung: Mehrere Monate, bei Erfolg eventuell durch Jahre mit größeren Pausen fortzusetzen. Wenn nach 2—3 Bestrahlungsserien[1] noch eine Progredienz des Prozesses nachweisbar ist, wird die Behandlung eingestellt.

c) Verlauf: Langsame Besserung der motorischen Kraft, Rückgang der Sensibilitäts- und trophischen Störungen.

Begleit- und Folgeerscheinungen der Behandlung: Keine.

---

[1] Siehe Allgemeinen Teil.

Adjuvierende Behandlung: Arsen.

Kontraindikationen: Keine.

Behandlungsformel: $2—6\,f\uparrow^{35}_{p_1}(^{300-400}\overset{\rightarrow 180}{/}_{0,5\,z}\,P_{4-12})\,3—10.$ P steigend.

Wenn nach 3 Serien kein Stillstand bis dahin progredienter Erscheinungen: die Behandlung abbrechen!

Thymushyperplasie.

Die Röntgenbehandlung erzielt in den meisten Fällen ausgezeichnete Dauerresultate, ist bei richtiger Technik im Gegensatz zur Operation völlig ungefährlich.

Wirkungsmechanismus: Das Thymusgewebe wird zum großen Teil zur Rückbildung gebracht.

Prognose: a) *Resultat der Behandlung:* Restitutio ad integrum.

b) *Dauer der Behandlung:* Wenige Tage, selten 3 Wochen.

c) *Verlauf:* Mitunter wenige Stunden nach der Bestrahlung geringgradige Steigerung der Dyspnoe (siehe auch Begleiterscheinungen und Kontraindikationen), dann schnelles Schwinden derselben. Dämpfung und Tumorschatten sind meist längstens 3 Wochen nach der Bestrahlung nicht mehr nachweisbar.

Begleit- und Folgeerscheinungen der Behandlung: Mitunter kurz nach der Bestrahlung leichte Steigerung der Dyspnoe, die sich aber bei richtiger Bestrahlungstechnik fast völlig vermeiden läßt.

Adjuvierende Behandlung: Keine notwendig.

Kontraindikationen: Schwerste Dyspnoe, die eine vitale Indikation zu rascher chirurgischer Behandlung darstellt.

Behandlungsformel: $1—2\,f\uparrow^{30}_{p_{1\rightarrow 3}}(^{50-100}\overset{\rightarrow 180}{/}_{0,5\,z}\,P_1)\;1—2.$ Herddosis etwa $^1/_{10}$ HED.

Je höhergradig die Dyspnoe, desto kleiner die Anfangsdosis und desto länger p. Weiterbestrahlen nur, wenn eine eventuelle Steigerung der Dyspnoe abgelaufen ist.

Tonsillarhypertrophie.

Bestrahlungsversuche an Stelle der Tonsillektomie dringend empfehlenswert.

Wirkungsmechanismus: Zellzerstörung.

Prognose: a) Resultat der Behandlung: Häufig starke Verkleinerung der Tonsillen, Abflachung der Krypten. Aufhören von rezidivierenden Anginen. Auch Folgekrankheiten derselben (Polyarthritis, rezidivierende Endokarditis) können ausheilen.

b) Dauer der Behandlung: 1—4 Monate.

c) Verlauf: Allmähliche Verkleinerung.

Begleit- und Folgeerscheinungen der Behandlung: Keine.

Adjuvierende Behandlung: Keine.

Kontraindikationen: Keine.

Behandlungsformel: $2\,f\,p_1\,(^{100-150 \xrightarrow{180}}/_{0,5\,Z}\,P_{1\,Tag})\ 3$.

Herddosis etwa 50—60% HED.

Hautfelder: Rechter und linker Kieferwinkel. Abdeckung der Parotis!

Bei nicht völligem Erfolg Wiederholung der Einzelbestrahlungen nach 6—8wöchentlichen Pausen.

Tonsillitis acuta.

Vorsichtige Bestrahlung kann die beginnende Angina kupieren. Details und Behandlungsformel wie „Entzündungen" (siehe diese), Felder wie bei „Tonsillarhypertrophie".

Tonsillitis chronica wie Tonsillarhypertrophie.

Trichophytie.

Die Trichophytie des behaarten Kopfes verhält sich wie die Sykosis (siehe Sykosis).

Trigeminusneuralgie siehe Neuralgie.

Tuberkulose.

Die Röntgenbestrahlung ist eine der wichtigsten Behandlungsmethoden namentlich der sogenannten „chirurgischen" Formen der Tuberkulose.

Wirkungsmechanismus: Durch die Bestrahlung wird in erster Linie die Umwandlung des pathologischen Granulationsgewebes in normales Bindegewebe, die Abkapselung der tuberkulösen Herde gefördert. Das Primäre ist dabei wahrscheinlich Zerstörung äußerst empfindlicher Zellen (Lymphozyten?) und Ausschwemmung von Toxinen (Tuberkulin?). Direkte Beeinflussung der sehr resistenten Bazillen ist nicht anzunehmen.

Wegen der eminenten praktischen Wichtigkeit dieser Behandlungsart seien die einzelnen Indikationen getrennt etwas ausführlicher behandelt.

1. Lungentuberkulose.

Die vorsichtig durchgeführte Bestrahlung ist als unterstützende Behandlung bei allen ,heilstättenfähigen" Fällen, anatomisch im wesentlichen allen jenen, die nicht zur Progredienz, zu raschem Gewebszerfall, sondern eher zur Bindegewebsbildung neigen, vor allem also bei der „produktiven" und „fibrösen" Form, anwendbar und kann in solchen Fällen die sonstige Behandlungsdauer abkürzen.

Prognose: a) Resultat der Behandlung: In einem sehr großen Prozentsatz Beschleunigung der Heilung. Anatomisch Vernarbung wie beim spontanen Heilungsprozeß.

b) Dauer der Behandlung: 3—6 Monate.

c) Verlauf: Nach den ersten Bestrahlungen häufig Steigerung der Temperatur und Vermehrung des Auswurfes, dann rasche Abnahme beider, Rückkehr der Temperatur zur Norm, bei vorher subfebrilen Fällen häufig schon nach der ersten Serie.[1] Gewichtszunahme (günstiges Symptom!). Aufhören der Nachtschweiße und aller subjektiven Beschwerden; objektiv allmähliches Schwinden der pathologischen Atemgeräusche.

Begleit- und Folgeerscheinungen der Behandlung: Vorübergehende Temperatursteigerung.

Hauptbehandlung: Soweit möglich, die üblichen diätetischen Maßnahmen, Liegekur, vorsichtige, d. h. langsam einschleichende Allgemeinbesonnung (eventuell künstliche Höhensonne) unter Abdeckung der röntgenbestrahlten Partien (oberer Thorax und Rücken). Bei Nichtreagieren auf die Bestrahlung eventuell Versuch mit einer gleichzeitigen vorsichtigen Tuberkulinbehandlung. Unbedingtes Erfordernis ist natürlich genaue Kontrolle der Temperatur.

Kontraindikationen: Vorgeschrittene Fälle und solche, die zur Progredienz neigen. Dauernd hohes Fieber.

---

[1] Siehe Allgemeinen Teil.

Mäßige, auch konstante Temperatursteigerungen bis etwa 38,5° stellen keine Kontraindikation dar.

Behandlungsformel:[1] $2\text{—}4\,\mathrm{f}\uparrow^{35}_{p_3}\left({}^{25-100}/_{0,5}\,\mathrm{z}\,\overset{\rightarrow 180}{}\mathrm{P}_{1-2}\right)\,3\text{—}6.$

Herddosis etwa $^1/_{10}$ HED.

Je schwerer und zweifelhafter in bezug auf Indikation der Fall, desto kleiner die Anfangsdosis, desto größer p. Weiterbestrahlen nur nach Rückgang einer reaktiven Temperatursteigerung, Dosis erhöhen nur bei Fehlen einer solchen.

2. Tuberkulose der Lymphdrüsen.

Therapie der Wahl in allen Stadien und bei allen Formen!

Prognose: a) Resultat der Behandlung: In etwa 90% Heilung, sonst Besserung, vollkommene Unbeeinflußbarkeit sehr selten. Am günstigsten in bezug auf Heilungsaussicht und Behandlungsdauer sind die erweichten und fistelnden (wenn sie nicht sekundär infiziert sind) sowie die infiltrierten sukkulenten, zellreichen Lymphome, am ungünstigsten, d. h. langsamsten reagierend die derben, bindegewebsreichen (Fibrolymphome). Es sind ferner die frischen günstiger als die älteren, die rasch wachsenden günstiger als die torpiden. Die längste Behandlung brauchen nach Perforation sekundär infizierte Drüsen. Verschlechtert wird die Prognose auch durch eine gleichzeitig bestehende floride Lungentuberkulose.

b) Dauer der Behandlung: 3 Wochen bis 6 Monate, selten länger (siehe auch unter a).

c) Verlauf: Manchmal nach der Bestrahlung vorübergehend Anschwellung der Lymphome und leichte Temperatursteigerung, letztere wahrscheinlich nur bei gleichzeitiger florider Lungentuberkulose. Dann Besserung des Allgemeinbefindens, Gewichtszunahme. Selten schon nach einer Bestrahlung, meist nach 3—6 Serien[1] Resorption, manchmal Erweichung. Bei verkästen und erweichten Lymphomen mitunter Resorption des Eiters, häufiger schnell völlige Verflüssigung und Perforation; letzteres immer, wenn es bereits zur Rötung und Verdünnung der Haut gekommen war. Nachher gewöhnlich schnelle Heilung. Meist Zurückbleiben eines minimalen derben, bindegewebigen Restes. Selten Rezidiv, das wieder gut reagiert.

---

[1] Siehe Allgemeinen Teil.

Begleit- und Folgeerscheinungen der Behandlung: Bei Halslymphomen mitunter nach der Bestrahlung vorübergehende Anschwellung der Submaxillaris, bei gleichzeitiger Bestrahlung von präaurikularen Drüsen manchmal Trockenheit im Munde, mehrere Tage, selten Wochen andauernd (Behandlung siehe Allgemeinen Teil: Frühreaktion der Speicheldrüsen).

Adjuvierende Behandlung: Arsen. Bei Erweichung der Drüse mit Rötung und Verdünnung der Haut Stichinzision vor der Bestrahlung. Bei gleichzeitiger florider Lungenphthise Behandlung derselben (siehe Lungentuberkulose). Bei gleichzeitiger natürlicher oder künstlicher Besonnung Abdeckung der röntgenbestrahlten Partien. Kein Jod vor und während der Behandlung.[1]

Kontraindikationen: Keine.

Behandlungsformel:[1] $1-x\,f\uparrow^{35}_{p_{0-1}}\,(\overset{\rightarrow 160}{^{250}/_{4}P_{4-8}})$ 3—10.

Herddosis etwa $^1/_2$ HED.

Bei Halsbestrahlung Larynx abdecken!

Bei erweichten Drüsen nach vorheriger Punktion: $^{50-100}/_{4}P_{1}$.

3. Tuberkulose der Knochen und Gelenke (Karies, Fungus, Spina ventosa).

Die Bestrahlung ist stets vor einem operativen Eingriff zu versuchen, außer bei den unter „Kontraindikationen" genannten Fällen.

Prognose: a) Resultat der Behandlung: In etwa 60% der Fälle Heilung, bei Gelenken mit Erhaltung der Funktion, wenn sie durch den tuberkulösen Prozeß nicht zu weit destruiert waren, sonst mit Bewegungseinschränkung bis zu Ankylose. Am günstigsten in bezug auf Raschheit der Heilung sind die kleinen Gelenke, dann Schulter, Ellbogen, Knie und Hüftgelenk, weniger Wirbel. Multiplizität der Herde sowie gleichzeitige floride Lungentuberkulose verschlechtern die Prognose; auch Sekundärinfektion bei fistelnden Tuberkulosen verlängert die Behandlung oder macht sie ganz illusorisch (siehe auch „Kontraindikationen").

b) Dauer der Behandlung: 3—6 Monate, mitunter 1 Jahr und mehr.

c) Verlauf: Selten Temperatursteigerung nach der Bestrahlung. Schnelle Linderung der Schmerzen, dann allmäh-

---

[1] Siehe Allgemeinen Teil.

lich Abschwellung. Bei Eiterung Abstoßung von Sequestern, allmähliches Versiegen der Sekretion, Schluß der Fistel von innen nach außen; Wiederherstellung der Beweglichkeit, wenn das Gelenk, vor allem der Knorpel, nicht zu stark destruiert war oder nicht bereits knöcherne Ankylose bestand.

Begleit- und Folgeerscheinungen der Behandlung: Pigmentierung der Haut, bei langjähriger Behandlung mitunter Teleangiektasien. Bei Sitz des Herdes unter behaarter Haut meist dauernde Epilation. Wachstumsstörungen bei Affektion der Epiphysengegend sind nur bei Bestrahlung im 1. Lebensjahr beobachtet.

Adjuvierende Behandlung: Arsen, Jodnatrium intern. Bei Gelenken anfangs Ruhigstellung. Entfernung leicht erreichbarer Sequester. Bei Allgemeinbesonnung Abdeckung der röntgenbestrahlten Partien. Äußerlich kein Jod!

Kontraindikationen: Ausgedehnte Zerstörung von Gelenken, schwere Sekundärinfektionen. In diesen Fällen ist die operative Behandlung indiziert.

Behandlungsformel: $2\text{—}4\,f\uparrow^{35}_{P_{8-1}}(^{100}/_{0,5}\,Z\,\overset{\rightarrow 180}{P_{1-8}})\;5\text{—}20.$
Herddosis etwa $^{1}/_{10}$—$^{1}/_{5}$ HED.

Anfangs P_1, später steigend. Wenn nach etwa 5—6 Serien kein Erfolg, Bestrahlungen abbrechen!

4. Tuberkulose der Sehnenscheiden.

Oft prompte Heilung, doch gibt es Hygrome, die völlig refraktär sein können.

Prognose: a) Resultat der Behandlung: Sehr häufig restitutio ad integrum.

b) Dauer der Behandlung: 2—4 Monate.

c) Verlauf: Allmählich Resorption.

Begleit- und Folgeerscheinungen der Behandlung: Keine.

Adjuvierende Behandlung: Arsen. Allgemeinbesonnung mit Abdeckung der röntgenbestrahlten Partien. Äußerlich kein Jod!

Kontraindikationen: Keine.

Behandlungsformel:[1] $1\,f\uparrow^{35}(^{100}/_{0,5}\,Z\,\overset{\rightarrow 180}{P_{1-8}})\;3\text{—}10.$

Herddosis etwa $^{1}/_{5}$ HED.

P steigend.

[1] Siehe Allgemeinen Teil.

5. Tuberkulose der serösen Häute (Peritonitis, Pleuritis, Polyserositis).

Glänzende Erfolge besonders bei der Peritonealtuberkulose! Von den Peritonitiden sowohl die plastische als auch die seröse Form geeignet. Weniger günstig die spezifische Pleuritis, doch sieht man auch hier mitunter Beschleunigung der Resorption.

Prognose: a) Resultat der Behandlung: In einem sehr großen Prozentsatz restitutio ad integrum.

b) Dauer der Behandlung: 2—6 Monate.

c) Verlauf: Mitunter reaktive Temperatursteigerung. Dann Rückkehr der Temperatur zur Norm. Besserung des Allgemeinbefindens, Gewichtszunahme, Hebung des Appetits. Allmähliche Resorption der Exsudate und Infiltrationen.

Begleit- und Folgeerscheinungen der Behandlung: Bei Bauchfelltuberkulose manchmal Röntgenkater (Symptome und Behandlung siehe Allgemeinen Teil) nach der Bestrahlung.

Adjuvierende Behandlung: Wie bei 1. Bei reichlichem Exsudat möglichste Entleerung vor der Bestrahlung.

Kontraindikationen: Eine Pleuritis soll bei gleichzeitiger florider Lungentuberkulose nicht bestrahlt werden.

Behandlungsformel:[1] $4—8\,f \uparrow^{35}_{p_1} (^{50-100}/_{0,5}\,z\,\overrightarrow{P_{1-2}}^{\,180})\ 1—5.$
Je schwerer der Fall, desto kleiner die Einzeldosis.
Herddosis etwa $^1/_{10}$—$^1/_5$ HED.

6. Tuberkulose der Larynx.

Prognose: a) Resultat der Behandlung: In einem großen Teil der Fälle weitgehende Besserung bis Heilung, besonders bei den produktiven, nicht ulzerativen Formen. Doch sieht man auch bei der letzteren öfters wenigstens einen Rückgang der subjektiven Symptome, vor allem der Schmerzen. Bedeutend verschlechtert wird die Prognose durch eine gleichzeitige floride Lungentuberkulose.

b) Dauer der Behandlung: 4—8 Monate.

c) Verlauf: Mitunter reaktive Temperatursteigerung, allmählich Abnahme der Heiserkeit, Besserung des Allgemeinbefindens, Gewichtszunahme. Resorption der Infiltrate, mitunter auch Vernarbung der Ulcera.

Begleit- und Folgeerscheinungen der Behandlung: Siehe oben unter c).

---

[1] Siehe Allgemeinen Teil.

Adjuvierende Behandlung: Wie bei 1. Behandlung einer gleichzeitig bestehenden Lungentuberkulose (siehe Lungentuberkulose).

Kontraindikationen: Gleichzeitige floride Lungentuberkulose erfordert Vorsicht in der Dosierung, ist jedoch keine absolute Kontraindikation.

Behandlungsformel:[1] $2\,f\uparrow^{30}_{p_{1-3}} \left({}^{25-50}/_{0,5}\ z\ \overset{\rightarrow 180}{P_{1-8}}\right)\ 3\text{—}10.$

Herddosis etwa $^1/_{10}$—$^1/_5$ HED.

Je schwerer der Fall, desto kleiner die Dosis!

Felder: Hals rechts und links.

Ständige Temperaturkontrolle, Aussetzen bei Temperatursteigerung!

7. Darmtuberkulose.

Die disseminierten Ulcera sind kein geeignetes Objekt für die Röntgenbehandlung. Hingegen reagieren die lokalisierte infiltrative Tuberkulose des Coecums oder des Sigmas oft gut. Es gilt für sie mutatis mutandis das unter 6. (Tuberkulose des Larynx) Gesagte.

8. Urogenitaltuberkulose.

Sehr schöne Erfolge besonders bei der Tuberkulose des unteren Urogenitaltraktus. Bei der Nierentuberkulose sind Dauerresultate nicht bekannt. Bei sicher einseitiger Erkrankung und Intaktheit des unteren Urogenitaltraktes ist daher die operative Entfernung der Niere vorzuziehen. Unbedingt ist dann aber eine prophylaktische Nachbestrahlung (etwa drei Serien[1]) zu fordern, ebenso bei operierter Hodentuberkulose. Bei letzterer sind die Erfolge der Bestrahlung so gute, daß sie, außer bei völliger Vereiterung des Hodens bzw. Nebenhodens vor der Operation immer zu versuchen ist. Auch die weibliche Genitaltuberkulose hat eine gute Prognose.

Prognose: a) Resultat der Behandlung: In vielen Fällen wurde restitutio ad integrum beobachtet. Gleichzeitige Tuberkulose anderer Organe verschlechtert die Prognose.

b) Dauer der Behandlung: Meist mehrere Monate.

c) Verlauf: Nach vorübergehender Temperatursteigerung, die jedoch nur selten vorkommt, Abfall derselben und schnelles Schwinden der Schmerzen, besonders bei Nebenhodentuberkulose. Hebung des Allgemeinbefindens, Gewichts-

[1] Siehe Allgemeinen Teil.

zunahme (günstige Zeichen). Bei Fisteln allmähliches Versiegen der Sekretion und Schließung derselben von innen nach außen. Schließlich Vernarbung bzw. Abkapselung der Herde.

Begleit- und Folgeerscheinungen der Behandlung: Nach Nieren-, Ureteren- und Blasenbestrahlung mitunter Röntgenkater (Symptome und Behandlung siehe Allgemeinen Teil), bei letzterer auch vorübergehend Steigerung des Harndranges, Brennen beim Urinieren, Tenesmen wenige Stunden nach der Bestrahlung 1—2 Tage dauernd. Azoospermie nur bei beiderseitiger Hoden- bzw. Nebenhodenaffektion; bei einseitiger wird sie durch Abdeckung des normalen Testikels vermieden. Eunuchoide Symptome kommen auch nach doppelseitiger Bestrahlung nicht vor. Bei der Frau mitunter Amenorrhoe.

Adjuvierende Behandlung: Wie bei 1. Bei Abszeßbildung Punktion.

Kontraindikationen: Keine.

Behandlungsformel:[1] $2–4\,f \uparrow^{35}_{p_1} (50–\overrightarrow{100}^{\,180}/_{0,5}\,z\,P_{1-4})\ 5–20$.
Herddosis etwa $^1/_{10}$—$^1/_5$ HED.
P steigend.

Bei einseitiger Hodentuberkulose exakter Schutz des zweiten Hodens. Bei Blasen- und Prostatatuberkulose beiderseitiger Hodenschutz mit tütenförmig gefaltetem Bleiblech um das Scrotum oder „Scrotumkapsel“.

9. Tuberkulose der Haut (Erythema induratum, Folliklis, Leichentuberkel, Tuberculosis verrucosa cutis, Skrofuloderma, siehe auch Lupus vulgaris).

Therapie der Wahl!

Prognose: a) Resultat der Behandlung: In den meisten Fällen restitutio ad integrum.

b) Dauer der Behandlung: 1—4 Monate.

c) Verlauf: Nach vorübergehender Anschwellung meist schnelle Resorption der Infiltrate, Überhäutung der Ulcera. Rezidive namentlich beim Erythema induratum nicht selten. Sie sprechen auf neuerliche Bestrahlung meist wieder gut an. Doch gibt es besonders beim Erythema induratum, namentlich bei veralteten Fällen, auch völlige Versager.

[1] Siehe Allgemeinen Teil,

Begleit- und Folgeerscheinungen der Behandlung: Gewöhnlich Pigmentierung der erkrankt gewesenen Partien, bei Sitz der Erkrankung auf behaarter Haut Epilation.

Adjuvierende Behandlung: Arsenkur, roborierende Diät, Allgemeinbesonnung unter Abdeckung der bestrahlten Partien.

Kontraindikationen: Keine.

Behandlungsformel:[1] $1-x\,f\uparrow^{30}(\overset{\rightarrow 120}{^{100}/_{2}}\,P_{1-4})\ 3-15$.

P steigend.

Herddosis etwa $^1/_6$ HED.

Bei der Tbc. verrucosa cutis und beim Leichentuberkel sind größere Einzeldosen notwendig: $(^{300-400}/_{2}\,P_{4-6})\ 2-3$.

10. *Tuberkulose der sichtbaren Schleimhäute.*

Verhält sich wie 9., der Erfolg tritt gewöhnlich noch schneller ein.

Auch bei der *Tuberkulose des Auges* (*Conjunctivitis* und *Keratitis ekzematosa, Iridocyclitis* tbc.) gibt es gute Erfolge. Vorsichtige Dosierung:

$(\overset{\rightarrow 160}{^{25-50}/_{2-4}}\,P_{1-2})\ 3-10$.

Siehe ferner bei *Abscessus frigidus* und *Fistula tuberculosa.*

Bemerkt sei noch, daß nach einer aus irgendeinem Grunde durchgeführten operativen Behandlung eines tuberkulösen Herdes unbedingt eine *prophylaktische Nachbestrahlung* (etwa drei Serien)[1] geboten ist.

Tumor cerebri und **medullae** siehe *Hirntumor.*

Tumor mediastini siehe *Lymphogranulom* und *Lymphosarkom.*

Tylositas wie *Clavus.*

Ulcus duodeni wie *Ulcus ventriculi.*

Ulcus rodens wie *Epitheliom.*

Ulcus ventriculi.

Bestrahlung in allen Fällen, bei denen keine dringende Operationsindikation besteht und einfache Diätbehandlung

---

[1] Siehe Allgemeinen Teil.

nicht zum Ziele führt, indiziert. Anzuraten sind auch prophylaktische Nachbestrahlungen nach erfolgter Operation.

Wirkungsmechanismus: In erster Linie wahrscheinlich Behebung von Spasmen der muscularis mucosae und von Gefäßspasmen.

Prognose: a) Resultat der Behandlung: Schwinden der subjektiven Beschwerden. Langdauernde Remissionen. Doch sind auch schon zahlreiche Dauerheilungen durch jahrelange Beobachtung bekannt, auch gastroskopisch wurde anatomische Heilung festgestellt.

b) Dauer der Behandlung: 1—4 Monate. Effekt kurz darauf.

c) Verlauf: Die spontanen Schmerzen schwinden gewöhnlich 10—14 Tage nach der Bestrahlung; damit steigt der Appetit. Gewöhnlich rasche Gewichtszunahme. Der Druckschmerz bleibt meist länger bestehen, die Aziditätswerte gehen gewöhnlich nur langsam zurück. Ulcusnischen schwinden häufig rasch. Dauerheilung manchmal schon nach 1 bis 2 Bestrahlungsserien.[1] Mitunter Rezidiv, das auf neuerliche Bestrahlung zurückgeht.

Begleit- und Folgeerscheinungen der Behandlung: Manchmal leichter Röntgenkater (Behandlung siehe im Allgemeinen Teil).

Adjuvierende Behandlung: Zu verbieten sind nur sehr kalte und sehr heiße, sowie saure Speisen. Strenge Ulcusdiät und medikamentöse Behandlung meist nicht notwendig. Bestrahlung am besten bei leerem oder wenig gefülltem Magen.

Kontraindikationen: Schwere, durch anatomische Veränderungen bedingte Stenosen, Perforationsgefahr. Blutung stellt keine Kontraindikation dar, sie steht im Gegenteil häufig bei Mitbestrahlung der Milz sehr rasch.

Behandlungsformel:[1] $2\,f\uparrow^{85}_{p_1}[(^{100-150}/_{0,5}\,z\,\overset{\rightarrow 180}{P}_{1\,Tag})\,2\,P_2]\,1-2.$ Herddosis etwa $^1/_4$ HED.

Felder: 1 vorne, 1 hinten über der Magengegend, jedes in 1 Serie 2mal.

Verruca.

Sehr günstige und rasche Erfolge sieht man vor allem bei den Verrucae juveniles planae, auch wenn eine Sug-

[1] Siehe Allgemeinen Teil.

gestivbehandlung (Scheinbestrahlung nach eigener Erfahrung bei diesen in einem großen Prozentsatz prompt wirksam) versagt hat. Viel langsamer geht gewöhnlich die Verruca vulgaris zurück.

Wirkungsmechanismus: Wahrscheinlich direkte Zellzerstörung.

Prognose: a) Resultat der Behandlung: Restitutio ad integrum in vielen Fällen, doch gibt es namentlich unter den Verrucae vulgares auch Versager.

b) Dauer der Behandlung: Manchmal genügt eine Sitzung, meist mehrere Wiederholungen in Abständen von 2—4 Wochen notwendig. Effekt mitunter mehrere Wochen bis 3 Monate nach der letzten Bestrahlung.

c) Verlauf: Abstoßung oder Abbröckeln der Warzen etwa 2 Wochen nach der Bestrahlung, häufiger allmähliche Verkleinerung.

Begleit- und Folgeerscheinungen der Behandlung: Keine.

Adjuvierende Behandlung: Keine.

Kontraindikationen: Keine.

Behandlungsformel:[1] Bei den Verrucae juveniles planae: $1—x\,f\uparrow^{80}_{p_{0-1}}\,({}^{250}/_{2}\,\overset{\rightarrow\,160}{P}_{3-4})\;2—5$.

Vorher soll man einige Scheinbestrahlungen machen; in einem großen Prozentsatz (zirka $40\,^0/_0$) darauf völliges Verschwinden der flachen Warzen, manchmal schon nach 24 Stunden!

Bei der Verruca vulgaris: $1—x\,f\uparrow^{80}\,({}^{300—400}/_{2}\,\overset{\rightarrow\,160}{P}_{4-8})\;2—4$.

Exakte Abdeckung der gesunden Umgebung!

P steigend.

Zahnwurzelgranulom.

Wirkungsmechanismus: Wahrscheinlich Zellzerstörung mit reaktiver Bindegewebsbildung.

Prognose: a) Resultat der Behandlung: Sehr häufig völliges Schwinden der subjektiven Beschwerden. Auch anatomische Heilungen, wie Kontrollen durch Röntgenaufnahmen zeigen.

b) Dauer der Behandlung: Manchmal nur eine Be-

[1] Siehe Allgemeinen Teil.

strahlung notwendig. Effekt kurz nachher, eventuell 2—3 Wiederholungen in Abständen von je 1 Woche.

c) Verlauf: Rasches Schwinden der Schmerzen.

Begleit- und Folgeerscheinungen der Behandlung: Manchmal reaktive Schmerzsteigerung.

Adjuvierende Behandlung: Exakte Füllung nach der Bestrahlung. Diese selbst soll womöglich bei offenem Zahn durchgeführt werden.

Kontraindikationen: Keine.

Behandlungsformel: $1\,f\uparrow^{30}({}^{50-\overset{\rightarrow 160}{100}}/_{4}\,P_1)$ 1—3.

Herddosis etwa $^1/_{10}$ HED.

Auch die Schmerzen nach Zahnextraktionen werden durch eine Bestrahlung rasch gestillt. Über Behandlung der Periostitis und der Kieferphlegmone siehe unter „Entzündungen“ und „Phlegmone“.